MI DIETA YA NO COJEA

Divulgación
Últimos títulos publicados

M. Williams y D. Penman, *Mindfulness*
R. Amills, *¡Me gusta el sexo!*
A. Rosa, *Hablar bien en público es posible, si sabes cómo*
T. Baró, *Guía ilustrada de insultos*
A. Ellis y R. C. Tafrate, *Controle su ira antes de que ella le controle a usted*
M. Haddou, *¡Basta de agobios!*
S. Budiansky, *La verdad sobre los perros*
R. Santandreu, *El arte de no amargarse la vida*
G. Nardone, *Psicotrampas*
G. Winch, *Primeros auxilios emocionales*
A. Payàs, *El mensaje de las lágrimas*
N. Mirás Fole, *El mejor peor momento de mi vida o cómo no rendirse ante una mala jugada del destino*
J. Teasdale, M. Williams y Z. Segal, *El camino del mindfulness*
T. Baró, *Manual de la comunicación personal de éxito*
P. Sordo, *Bienvenido dolor*
M. Bradford, *Transforma tu alimentación con Montse Bradford*
A. Broadbent, *Hablemos de la muerte*
S. Alidina, *Vencer el estrés con mindfulness*
M. Cahue, *El cerebro feliz*
G. Nardone, *El miedo a decidir*
E. Goldstein, *Descubre la felicidad con mindfulness*
J. Sués Caula, *Los 100 mejores juegos de ingenio*
C. Webb, *Cómo tener un buen día*
A. Sánchez, *Mi dieta cojea*
I. Navarro Álvarez, *Prepáralos para el futuro*
À. Navarro, *Pon en marcha tu cerebro*
D. Pulido, *¿Nos estamos volviendo locos?*
Dr. J. Axe, *Todo está en tu digestión*
M.ª C. Nardone, *La empresa triunfadora*
M. Priante, *Grafología para la selección y evaluación de personal*
L. Bancroft, *¿Por qué se comporta así?*
R. Luna, *Objetivo: ser tú mismo*
E. Gratacós y C. Escales, *9 meses desde dentro*
Ch. Fairburn, *La superación de los atracones de comida*
J. Burgo, *Narcisistas*
M. Garaulet, *Los relojes de tu vida*
A. Grant, *Originales*
D. García Bello, *¡Que se le van las vitaminas!*
F. Midal, *Déjate en paz*
H. Gomà, *Autoestima para vivir*
A. Sánchez, *Mi dieta ya no cojea*

AITOR SÁNCHEZ

MI DIETA YA NO COJEA

La guía práctica para comer
sano sin complicaciones

PAIDÓS

1.ª edición: marzo de 2018

No se permite la reproducción total o parcial de este libro, ni su incorporación a un sistema informático, ni su transmisión en cualquier forma o por cualquier medio, sea éste electrónico, mecánico, por fotocopia, por grabación u otros métodos, sin el permiso previo y por escrito del editor. La infracción de los derechos mencionados puede ser constitutiva de delito contra la propiedad intelectual (Art. 270 y siguientes del Código Penal). Diríjase a CEDRO (Centro Español de Derechos Reprográficos) si necesita fotocopiar o escanear algún fragmento de esta obra. Puede contactar con CEDRO a través de la web www.conlicencia.com o por teléfono en el 91 702 19 70 / 93 272 04 47.

© Aitor Sánchez García, 2018
© de todas las ediciones en castellano,
  Espasa Libros, S. L. U., 2018
  Avda. Diagonal, 662-664, 08034 Barcelona, España
  Paidós es un sello editorial de Espasa Libros, S. L. U.
  www.paidos.com
  www.planetadelibros.com

Maquetación interior: Sacajugo.com
Ilustraciones de interior: Jeff Bazak y © Shutterstock

ISBN: 978-84-493-3427-6
Depósito legal: B. 2312-2018
Impresión y encuadernación en Huertas Industrias Gráficas, S. A.

El papel utilizado para la impresión de este libro es cien por cien libre de cloro y está calificado como papel ecológico.

Impreso en España – *Printed in Spain*

*Para Alicia,
con la que cada noche leo, comparto,
y a veces incluso sueño libros,
también el de nuestra vida*

¡ÍNDICE!

Prólogo de Ferran Adrià
P. 9

Introducción
P. 13

FASE 1

ENTENDIENDO LO QUE DEBEMOS COMER
-P. 17-

Capítulo 1:
Vamos a comer comida
P. 19

Capítulo 2:
Alimentos que dejan de ser saludables
P. 41

Capítulo 3:
La compra de productos saludables
P. 59

Capítulo 4:
El etiquetado alimentario: desenmascarando el disfraz
P. 77

FASE 2

PLANIFICACIÓN Y ANTICIPACIÓN
-P. 105-

Capítulo 5:
Creando un ambiente saludable
P. 107

Capítulo 6:
Elaborando tu propio menú
P. 129

Capítulo 7:
Fuera de carta: desayunos, media mañana, merienda, picoteos...
P. 151

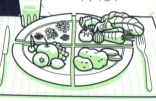

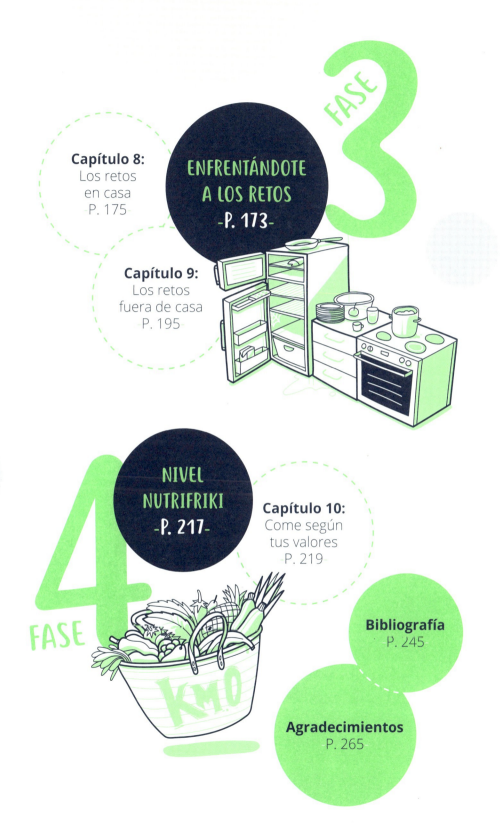

FASE 3

ENFRENTÁNDOTE A LOS RETOS
-P. 173-

Capítulo 8: Los retos en casa
-P. 175-

Capítulo 9: Los retos fuera de casa
P. 195

FASE 4

NIVEL NUTRIFRIKI
-P. 217-

Capítulo 10: Come según tus valores
P. 219

Bibliografía
P. 245

Agradecimientos
P. 265

PRÓLOGO

...

Detrás de ese aire canalla y desenfadado que muestra en redes y medios Aitor Sánchez, se esconde un gran profesional y defensor de la alimentación saludable. Es un joven emprendedor e inquieto, actitudes que han provocado que nos conozcamos y que actualmente colabore en el proyecto de la Bullipedia aportando una valiosa visión como experto en el campo de la nutrición bajo una perspectiva gastronómica.

Convencido hasta la médula de que comer es la manera más placentera de cuidarse y disfrutar al mismo tiempo, Aitor no se cansa de reclamar el papel esencial que deben tener los dietistas-nutricionistas en nuestra alimentación, y lamenta el poco rigor existente en la información que recibe el consumidor sobre aquello que compra y come.

Mi dieta ya no cojea es la segunda parte de su declaración de principios, que reivindica aquello que es saludable y lo que no lo es. En ella rompe mitos con notoriedad, y ofrece datos y razonamientos pragmáticos entendibles para el ciudadano de a pie.

¿Qué es sano? ¿Qué es natural? ¿Qué es bueno? ¿Qué es lo que nos gusta? ¿Qué es nutritivo? Estas son algunas de las preguntas que este libro intenta responder y para cuya comprensión aporta la información necesaria.

Sócrates dijo: «El conocimiento os hará libres». Personalmente no puedo estar más de acuerdo con tal afirmación. Si comprendemos, no nos podrán manipular y tendremos el poder de decidir, la libertad de elegir qué comemos y cómo lo hacemos. Por ello, como cocinero y también como consumidor agradezco una obra de esta índole, que trata de que el lector comprenda qué es lo que compra, cocina y come.

Lejos de crear dogmas, *Mi dieta ya no cojea* explica al lector de manera didáctica todos los procesos que le permitirán adquirir unos hábitos alimentarios saludables, como aprender a identificar los alimentos desde un punto de vista global y con sentido común, y da respuestas prácticas a los retos que en el día a día se nos presentan, como comer fuera de casa, no tener mucho dinero o no saber cocinar.

Afortunadamente, la sociedad es cada vez más consciente de que la alimentación y la salud van de la mano. El reto está en conocer y comprender aquello que comemos y en disfrutar cocinando y comiendo al mismo tiempo que nos cuidamos.

FERRAN ADRIÀ

INTRODUCCIÓN

...

A LOS NUTRICIONISTAS SE NOS TUVO QUE INVENTAR

Y no porque el ser humano requiera de una gran sofisticación para comer de forma saludable, ni porque alcanzar nuestros requerimientos sea una tarea complicada, ni siquiera porque calibrar las necesidades específicas de una persona sea indispensable...

Se nos tuvo que inventar hace unas décadas, precisamente para ayudar a las personas a identificar qué información sobre alimentación es veraz y cuál no. Y es que, desgraciadamente, hoy en día informarse con rigor, especialmente en materias relacionadas con la salud, se convierte en un difícil reto.

Vivimos inmersos en una desagradable paradoja: nos vemos obligados a invertir innumerables recursos públicos para intentar erradicar la falsa ideología que algunos medios de (des)información y acciones publicitarias siembran en nuestra mente.

Resumiendo esta problemática de un modo algo burdo: si no fuese por la publicidad de los alimentos malsanos, no haría falta que existiésemos los dietistas-nutricionistas. Me atrevo a soltar al aire esta punzante afirmación ya que gran parte de una consulta de nutrición consiste precisamente en corregir este tipo de mentiras y confusiones.

Nuestra profesión es necesaria ahora porque tenemos que reeducar a la población, porque tenemos que resetear la información que muchas personas tienen sobre nutrición.

Siempre me gusta explicar que ser dietista-nutricionista es luchar contra gigantes, luchar contra molinos. Muchas veces rebatir o tratar de romper con ideas grabadas a fuego en la sociedad conlleva ser tomado por un alma alocada contaminada de muchas lecturas, que por poco dormir y por mucho leer se le ha secado el cerebro.

Pero, por desgracia, en el imaginario colectivo están establecidas más mentiras que verdades.

Como ya descubrimos en *Mi dieta cojea*, en temas de nutrición hemos aprendido las cosas prácticamente al revés de como son en realidad. Sin embargo, para superar esta pandemia, tratamos de mitigar mediante explicaciones y estudios científicos algunas falsas concepciones realmente enraizadas en nuestras mentes y llegamos a las siguientes conclusiones:

- **NO DEBEMOS EVITAR LAS GRASAS.**
- **CONTAR CALORÍAS DISTRAE MUCHO MÁS DE LO QUE APORTA.**
- **«DIETA EQUILIBRADA» Y «DIETA SALUDABLE» NO SON LO MISMO.**
- **SÍ QUE PODEMOS DISTINGUIR ENTRE ALIMENTOS SANOS Y ALIMENTOS INSANOS.**
- **LA PIRÁMIDE ALIMENTARIA CLÁSICA NO ES UNA BUENA GUÍA.**
- **EL DESAYUNO NO ES LA COMIDA MÁS IMPORTANTE DEL DÍA.**
- **LOS HIDRATOS DE CARBONO NO ENGORDAN POR LA NOCHE (NI POR EL DÍA).**

- **NO HAY QUE COMER NECESARIAMENTE CINCO VECES AL DÍA.**
- **EL COLESTEROL NO ES TAN PELIGROSO COMO NOS LO PINTAN.**
- **CUESTA MUCHO ENCONTRAR PRODUCTOS INTEGRALES (DE VERDAD).**
- **LOS LÁCTEOS NO SON IMPRESCINDIBLES.**
- **LA CARNE NO ES IMPRESCINDIBLE.**
- **LA DIETA VEGETARIANA ES PERFECTAMENTE SALUDABLE SI ESTÁ BIEN DISEÑADA.**
- **TOMAR PRODUCTOS «NATURALES» NO ES SINÓNIMO DE SALUD.**
- **EL AZÚCAR NO ES NECESARIO, SINO QUE ES PERJUDICIAL PARA NUESTRA SALUD.**
- **EL ALCOHOL NO ES BUENO PARA EL CORAZÓN NI PARA LA SALUD.**
- **LA OBESIDAD SE HA CONVERTIDO EN UNA ENFERMEDAD DE POBRES.**
- **LOS ALIMENTOS FUNCIONALES NOS ENGAÑAN MÁS DE LO QUE NOS APORTAN.**
- **LOS ADITIVOS, AUNQUE SEAN SEGUROS, NO SIEMPRE SON INOCUOS.**

Todos esos principios se encuentran en *Mi dieta cojea*, un primer acercamiento que nos permite comprender por qué comemos tan mal y lo difícil que es salir de la oscura caverna de los hábitos poco saludables.

Ahora, sabiendo todo esto, es el momento de ir un paso más allá e incorporarlo a nuestro día a día para vencer ideas preconcebidas y comenzar a tener una relación positiva con la comida.

Este libro que tienes entre las manos es una guía práctica para que nuestra dieta deje de cojear de una vez por todas. Un recorrido con una propuesta concreta: armarse de recursos para combatir los obstáculos que están ahí fuera. Dividido en cuatro fases, nos dispondremos en primer lugar a entender qué es aquello que debemos comer para, más adelante, aprender a planificarnos y anticiparnos a nuestro día a día. En una tercera fase, descubriremos los métodos infalibles para enfrentarnos a aquellos retos que se nos plantean dentro y fuera de casa. Y finalmente, para aquellos *nutrifrikis* que quieran ir un paso por delante, analizaremos la forma de comer de acuerdo con nuestros valores.

Analizaremos desde QUÉ deberíamos comer hasta CÓMO deberíamos hacerlo. Nos haremos con herramientas que nos permitirán enfrentarnos a los obstáculos del día a día y a alcanzar finalmente una dieta saludable.

Pero ahí no queda la cosa, para aquellos inconformistas a los que no les valga únicamente con una dieta saludable adaptada a todas las situaciones, iremos un paso más allá. Y es que no hay nada más sano que alimentarte no solo ciñéndote a tus necesidades nutricionales, sino también a tus necesidades personales.

Te doy la bienvenida a esta progresión invitándote a caminar por este sendero en el que todo el mundo podrá dar siempre un paso más allá para lograr comer de una forma más responsable y más saludable.

FASE 1: ENTENDIENDO LO QUE DEBEMOS COMER

CAPÍTULO 1:
VAMOS A COMER COMIDA

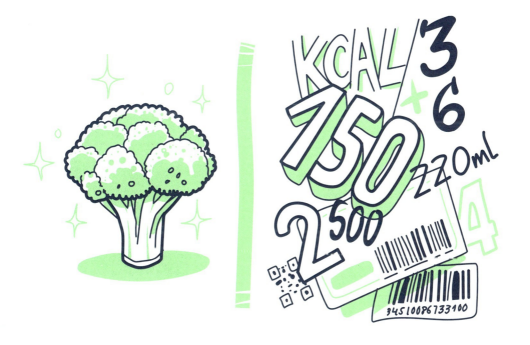

COMER COMIDA

Paradójicamente, a pesar de que la oferta alimentaria que dice vincularse con nuestra salud es cada vez mayor —tenemos a nuestra disposición más alimentos, más productos funcionales, más alimentos enriquecidos...—, nuestra dieta va a peor.

Esto se debe a la falsa concepción de que para comer sano se necesitan productos procesados muy complejos y específicos, y, sin embargo, la realidad es que el ser humano es capaz de sobrevivir en óptimas condiciones gracias a alimentos «vulgares».

En gran medida, el marketing de los productos alimentarios ha sido el que nos ha hecho creer que nutrirse adecuadamente es algo complejo, algo extremadamente sofisticado que implica cuadrar diferentes ingestas de manera muy precisa, e incluso que se precisan alimentos concretos o sofisticados para llevar a cabo una dieta saludable.

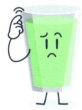

Si estas falsas premisas fuesen ciertas, la humanidad no habría llegado hasta donde está hoy en día.

Durante los últimos siglos, los grandes avances científicos y alimentarios no han ido en la línea de obtener productos más saludables, sino en la de dar con productos más seguros e higiénicos, hito que es imprescindible valorar y saber diferenciar de forma correcta. Si comprendemos tal distinción, sabremos que se puede comer sano sin grandes complicaciones.

Durante gran parte de su historia, el ser humano ha comido «lo que pillaba a su alrededor» sin que ello supusiese graves problemas de salud. Solo en situaciones de escasez o de variedad muy limitada se daba la aparición de enfermedades carenciales.

Afortunadamente, hoy conocemos el origen exacto de los posibles desajustes en nuestra alimentación, y, por tanto, somos capaces de prevenirlos o ralentizarlos con recomendaciones de salud pública que se tienen en cuenta en todo el mundo.

En la actualidad nos enfrentamos a un escenario paradójicamente distinto al de los orígenes, ya que contemplamos cómo millones de personas ya no se ven afectadas solo por enfermedades carenciales o por escasez de alimentos, sino por todo lo contrario: problemas de salud causados por la opulencia o por el exceso de productos que no tienen un perfil nutricional saludable.

Mientras que los países del Norte intentan paliar el desperdicio alimentario, los del Sur mitigan graves crisis alimentarias. La descompensación y la problemática están servidas y afectan a la totalidad del globo por exceso o por carencia.

Debido a este exceso del que hablamos, durante los últimos siglos parte de la humanidad ha tenido el privilegio de elegir qué echarse a la boca, convirtiendo así su alimentación en algo más recreativo que «necesario».

Lo realmente alarmante es que esa mitad del planeta que puede elegir qué comer no lo hace de manera adecuada.

La otra mitad simplemente no puede elegir, y queda arrinconada por la necesidad y tratando de suplir a duras penas las carencias desarrolladas a causa de una alimentación precaria.

¿HAY QUE CUANTIFICARLO TODO?

El grupo de personas privilegiadas que pueden elegir lo que comen ha aceptado por mucho tiempo la falsa creencia de que esto de la nutrición se parece a un complejo ejercicio matemático. Y, por supuesto, esta idea está a años luz de la realidad.

Contar calorías, gramos de proteína o miligramos de vitamina es algo tan superficial como contar el número de respiraciones por minuto o los centímetros que abarcamos en cada paso durante una práctica deportiva. Son solo números, meros datos, información que puede ser útil para casos concretos, pero que es irrelevante para la mayoría de la población.

Preocuparte de cuál es tu ingesta de zinc diaria mientras estás desayunando galletas es un enorme absurdo. Debemos tratar de ordenar nuestras prioridades a la hora de alimentarnos.

¿Qué es comer de forma saludable? Básicamente ingerir alimentos que sean sanos, y que, a grandes rasgos, te aporten todos los nutrientes que necesitas.

Decir que alimentarse de un modo saludable es realmente sencillo suele levantar ampollas. Esta simple afirmación despierta recelo y escepticismo, ya que hemos interiorizado que un comportamiento que repercute en tan alta medida en nuestra salud no puede ser en realidad tan aparentemente fácil.

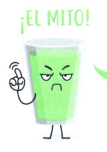

¡EL MITO!

No, para seguir una dieta saludable no es imprescindible ni contar calorías, ni pesar alimentos, ni contabilizar nutrientes, ni comer a horas concretas... Es mucho más sencillo que eso: simplemente es necesario que te dejes guiar por tu apetito y por tu sed y que escojas alimentos saludables para paliarlos.

Los abordajes extremadamente cuantitativos no solo no son llevaderos, sino que centran el foco de atención sobre lo que no es relevante. Además, trasladan a la población la sensación de que el problema es la cantidad y no tanto la calidad de la elecciones.

Esto no quiere decir que las cantidades no sean importantes, o que conocer las raciones de consumo diario sea algo inútil. Simplemente significa que no deberíamos dar mensajes ni recomendaciones de salud cuya correcta ejecución se base tan solo en cifras.

Es necesario hacer un ejercicio de sinceridad y de transparencia para decirle a la gente que:

- Es secundario cuánto pese ese melocotón; lo relevante es que estés tomándote una pieza de fruta de postre.
- Tomarse uno, dos o tres vasos de agua está bien durante la comida; lo importante es que lo que bebas sea agua.
- No pierdas el tiempo en identificar una galleta con menor cantidad de azúcar; lo relevante es que te conciencies de que una galleta con aceite de girasol, harina refinada y azúcar no es sana.

Si los mensajes se pueden dar de una manera más fácil y entendible, no tendremos que preocuparnos por las cantidades. En este sentido:

- Intenta comer más fruta.
- Bebe agua siempre que puedas.
- Evita comer galletas.

Son recomendaciones sencillas, fáciles y no necesariamente ligadas a una cantidad concreta de ración, de porción o de nutrientes. Si sabemos que son mensajes recomendables en sí mismos e interiorizamos esta información, alimentarnos de forma saludable será tarea fácil.

HUYENDO DEL NUTRICIONISMO

La idea de cuantificarlo todo está ligada de forma profunda a la de considerar que lo realmente trascendente de un alimento reside en alguno de sus nutrientes, como si estos fuesen la pieza que le da sentido a todo.

Esta obsesión por los nutrientes se conoce como *nutricionismo*, término que podemos definir como la corriente que asume que un alimento tiene un valor semejante al de la suma de sus nutrientes de forma aislada.

El problema de este paradigma es que solo se centra en los nutrientes más identificativos de cada alimento, y pierde así la perspectiva global del mismo. Una de sus limitaciones es que olvida que un alimento tiene unos efectos más complejos sobre el organismo que no están determinados solo por sus nutrientes, sino también por nuestra interacción con ellos, por su matriz e incluso por compuestos bioactivos difíciles de caracterizar.

Poniendo un ejemplo práctico, desde el punto de vista del nutricionismo una manzana es agua, fibra, azúcares y vitaminas, cuando realmente es un sistema mucho más complejo que interacciona con nuestro organismo y con el entorno. Esta es una reducción demasiado burda si tenemos en cuenta aquellos factores relevantes que el nutricionismo desdeña.

No todo es tan fácil. No podemos resumir y simplificar que un alimento es sano debido a un solo motivo o nutriente. Por desgracia, esta corriente ha calado muy hondo en distintas sociedades, y las personas conocen muchos alimentos por ser «fuente de...» o por ser «ricos en...».

En la cultura popular se afirman sentencias tan simplistas como:

- El tomate es sano por su licopeno.
- La zanahoria es sana por sus carotenos.
- Las uvas son sanas por su resveratrol.
- El pescado es bueno por su omega-3.
- Los lácteos son buenos por su calcio.
- La carne es buena por su hierro.

Son afirmaciones grises, que no aportan información de verdadera relevancia y que, además, no son totalmente ciertas. Resumir cuestiones como estas hasta el extremo nos hace caer en el error, dado que esos alimentos no deben su contribución a nuestro organismo a un único motivo.

Y es que el tomate, la zanahoria o la uva no deben ser evaluados por un solo criterio exclusivamente. Son saludables también gracias a otros de sus componentes, y quizás también por motivos que ni siquiera podamos explicar hoy en día en toda su complejidad, dado que sus propiedades dependen del contexto social y temporal en el que vivimos en el presente.

¿Es igual de sano tomar verduras hoy en día que en el pasado? ¿Es igual de seguro?

Quizás consumir fruta o verdura en el contexto actual es sano no tanto por sus propiedades, sino porque evitamos tomar comida basura en su lugar. Mientras que comer verdura en épocas de escasez no era tan valioso, dado que en ese contexto quizás fuese más necesario acceder a alimentos energéticos.

¿Qué contribuye más a que una fruta de postre sea saludable? ¿La naranja en sí misma? ¿O el hecho de no estar tomándote unas natillas en su lugar?

Lo verdaderamente relevante de una naranja no es que tenga vitamina C, sino todo su conjunto: se trata simplemente de una fruta, y, como todas las frutas, es sana en sí misma.

Para poder valorar la conveniencia de un alimento tendremos que evaluar su efecto sobre nuestro organismo, y no quedarnos en afirmaciones tan superficiales como «contiene vitaminas y minerales».

¿HAY ALIMENTOS PARA...?

La síntesis que se ha hecho sobre las contribuciones de los alimentos no solo ha sido simplista en el sentido de identificar los nutrientes más importantes de los mismos, sino que también lo ha sido a la hora de señalar qué función tienen cada uno de ellos en el organismo.

Basada en la premisa de centrarnos en los nutrientes, ha surgido una peligrosa moda de calificar los alimentos como «alimentos para...».

Algunos de los mensajes más comunes de esta moda son tales como:

- Las zanahorias son buenas para la vista.
- Los lácteos son buenos para los huesos.
- Las nueces son buenas para el corazón.
- La carne es buena para prevenir la anemia.

Estas afirmaciones están sesgadas, ya que un solo alimento difícilmente podrá mejorar nuestra salud ni garantizará la mejora de una función en concreto; simplemente, los citados son alimentos que poseen nutrientes que ayudan a optimizar esas funciones.

Las zanahorias no mejoran por sí solas la vista de ninguna persona, simplemente son un alimento que, entre muchas otras cosas, nos aporta precursores de la vitamina A, los cuales intervienen en el correcto desarrollo de nuestra visión.

Siguiendo por esta línea, la nutrición ha sido simplificada hasta lo insultante debido a sentencias como estas:

ALIMENTO	DICEN QUE	PORQUE
LAS ZANAHORIAS	son buenas para la vista	porque tienen carotenos
LOS LÁCTEOS	son buenos para los huesos	porque tienen calcio
LAS NUECES	son buenas para el corazón	porque tienen omega-3
LA CARNE	previene la anemia	porque tiene hierro

Sin embargo, la realidad es mucho más compleja. Aunque el pensamiento de gran parte de la población es muy cercano al de la tabla, realmente sería importante reseñar que:

Sus propiedades van más allá de sus nutrientes

- La repercusión de las zanahorias en la salud va más allá de los carotenos.
- La repercusión de los lácteos en la salud va más allá del calcio.
- La repercusión de los frutos secos en la salud va más allá del omega-3.
- La repercusión de la carne en nuestra salud va más allá del hierro.

No son imprescindibles dado que esos nutrientes están en muchos otros alimentos

- Se puede tener una salud ocular correcta sin tomar zanahorias.
- Se puede tener una salud ósea correcta sin tomar lácteos.
- Se puede tener una salud cardiovascular correcta sin tomar frutos secos.
- Se pueden tener unos niveles de hierro correctos sin comer carne.

Pero podemos ir aún más lejos y afirmar que esos efectos no se deben a ese único nutriente

- Una salud ocular correcta va mucho más allá de la ingesta de carotenos.
- Una salud ósea correcta va mucho más allá de la ingesta de calcio.
- Una salud cardiovascular correcta va mucho más allá de la ingesta de omega-3.
- La concentración de hierro (y de reservas) en sangre va mucho más allá de la ingesta dietética de hierro.

Si no fuese así, condiciones como las alergias alimentarias a los lácteos, los frutos secos, el pescado, o incluso dietas exentas de carne o pescado como la vegetariana desencadenarían graves problemas de salud. Y, como bien sabemos, se puede llevar una dieta saludable exenta de diferentes grupos alimentarios sin ningún problema. Lo que no podemos hacer es privar a nuestro cuerpo de nutrientes que sean esenciales para su correcto funcionamiento.

Todo esto puede sonar muy sorprendente si lo enfrentamos con las ideas que la publicidad ha sembrado en nuestras mentes. Y es que, por desgracia, conviene mucho más transmitir ideas simplistas y comerciales como las siguientes que emitir un mensaje transparente:

- ¡Este multivitamínico va a mejorar tu vista!
- ¡Esta leche enriquecida en calcio va a prevenir tu osteoporosis!
- ¡Esta leche con omega-3 va a cuidar tu corazón!
- ¡Este paté va a prevenir la anemia de tus hijos!

Y no, nada de eso funciona así. Porque, sencillamente, comer una variedad suficiente de alimentos saludables es todo lo que necesitas para mantener un buen estado de salud en condiciones normales.

ALIMENTOS SANOS E INSANOS

Por mucho que hayamos escuchado la frase de «no hay alimentos buenos ni malos», no es cierta. Al menos desde el punto de vista del mantenimiento y la mejora de la salud.

Sí que hay alimentos perjudiciales que constituyen factores de riesgo y otros saludables que previenen enfermedades. ¿Cómo lo sabemos? Mediante estudios científicos. Estudios en los que podemos observar el estado de salud de las personas y valorar cómo diversos alimentos influyen en el mismo.

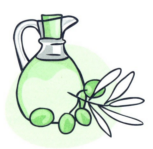

Hay que matizar en este punto que, en el campo de la nutrición, es realmente complicado conocer de manera precisa cómo afecta un alimento a la población. Esta tarea es tan ardua porque, durante el análisis, aparecen muchos factores y variables difíciles de aislar.

Al estudiar la dieta de diferentes personas confluye información diversa de manera simultánea. Está información no está tan solo centrada en los alimentos que queremos estudiar, sino también en el estado de salud de la persona, su ambiente, la interacción con otros alimentos, su genética, otros hábitos importantes…, por lo que siempre debemos tener prudencia y ser conscientes de las limitaciones que el diseño de muchos estudios sobre nutrición cargan sobre sus espaldas.

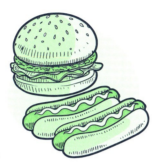

No obstante, desde la epidemiología podemos intentar controlar la gran mayoría de estas variables y determinar que algunos alimentos protegen y otros funcionan como factores de riesgo a la hora de contraer enfermedades. ¿Y a qué se debe que unos alimentos sean más sanos que otros?

- ¿A elementos en concreto que desencadenan riesgos?
- ¿A nutrientes que protegen de agresiones o de enfermedades?
- ¿A la capacidad de crear dependencia?
- ¿A la capacidad saciante?

No. Centrarnos en hallar la respuesta a cada una de estas cuestiones por separado no nos haría dar con una respuesta completa. Más bien debemos tratar el asunto de un modo global.

Si la verdura previene el sobrepeso es por muchas cosas: tiene poca densidad energética, ocupa volumen en el aparato digestivo y nos «llena», la masticación de la misma nos sacia, su fibra interfiere en la absorción de nutrientes y alimenta a nuestra microbiota intestinal, regula nuestro tránsito y deposiciones intestinales, posee antioxidantes y compuestos bioactivos que ejercen una función antiinflamatoria... Es por TODO ello y no por uno de sus nutrientes de forma aislada por lo que es un alimento saludable. Por ello, decir que la verdura es sana gracias a su fibra sería un reduccionismo absurdo.

Si la bollería predispone al sobrepeso es por muchas razones: tiene una gran densidad energética, es poco saciante, la intensidad de su sabor puede crear dependencia debido a que produce un estímulo muy exacerbado, el azúcar de su composición es proinflamatorio y altera respuestas hormonales, sus grasas trans desestabilizan las estructuras celulares, sus harinas refinadas disparan la glucemia y promueven el crecimiento de cepas de bacterias intestinales poco recomendables... Es por TODO ello y no por uno de sus nutrientes de forma aislada por lo que no es un alimento saludable. Por eso, decir que la bollería es insana solo por el azúcar que contiene sería otro reduccionismo absurdo.

Siguiendo diferentes criterios de prevención o causa de enfermedades, podría elaborar un eje de alimentos saludables, alimentos perjudiciales o alimentos «neutros» (o cuya contribución esté ligada a diversas conjeturas).

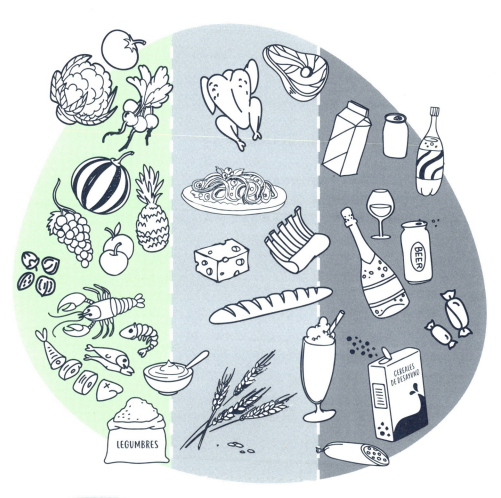

ALIMENTOS QUE SON FACTORES DE PREVENCIÓN

ALIMENTOS «NEUTROS»

ALIMENTOS QUE SON FACTORES DE RIESGO

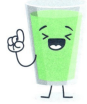

ESTE SERÍA UN EJEMPLO DE EJE PARA POBLACIÓN GENERAL EN NUESTRO CONTEXTO ACTUAL.

La gran mayoría de alimentos saludables tienen en común las siguientes premisas:

- Son materias primas sin procesar o con un mínimo procesado.
- En general son de origen vegetal.
- Se encuentran en la matriz original del alimento, no de manera aislada.
- Dejan de ser sanos si se procesan en exceso.

De esta evidencia se deriva el consejo de:

➡ **UNA DIETA ABUNDANTE EN PRODUCTOS VEGETALES SIN PROCESAR DEBERÍA SER LA BASE SOBRE LA QUE SE CONSTRUYE UNA ALIMENTACIÓN SALUDABLE.**

La gran mayoría de los alimentos poco saludables tienen en común las siguientes premisas:

- Son alimentos procesados en un mal sentido o ultraprocesados.
- Son productos refinados o concentrados.
- Son derivados o subproductos de materias primas.
- Están desprovistos de su matriz alimentaria original.
- Se les han adicionado ingredientes poco interesantes desde el punto de vista nutricional.

De esta evidencia se deriva el consejo de:

➡ **EVITA ALIMENTOS ULTRAPROCESADOS O PROCESADOS SUPERFLUOS CON INGREDIENTES MALSANOS. SU CONSUMO DESPLAZA A OTROS ALIMENTOS DE INTERÉS Y EMPOBRECE LA DIETA.**

LO QUE NO SE COME

De forma paradójica, en un contexto actual tan contaminado por malas elecciones importa mucho más lo que no se come que lo que finalmente se ingiere.

Tiene más trascendencia a la hora de valorar la dieta de una persona saber lo que NO come que lo que SÍ. Pongamos unos ejemplos:

Si dices que SÍ comes…	Si dices que NO comes…
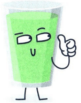	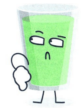
Por ejemplo:	Por ejemplo:
Aguacate Quinoa Té verde Huevos ecológicos Kéfir	Bollería Dulces Harinas refinadas Embutido Bebidas alcohólicas
=	=
Puede ser una buena base o comienzo, pero no es garantía de nada si no valoramos el resto de la dieta.	Evitar la gran mayoría de estos alimentos problemáticos que son desencadenantes de enfermedades sería un buen primer paso hacia el camino correcto.

Hay muchas más garantías de que «no consumir alimentos malsanos» tenga finalmente una repercusión más positiva en la salud que el hecho de simplemente «comer algunos alimentos percibidos como muy saludables».

En este sentido, evitar la ingesta de alimentos que no son saludables será siempre un éxito. Sin embargo, consumir un aguacate podrá ser sano o no, eso dependerá de cuál sea tu rutina alimentaria durante el resto del día.

En síntesis: es más importante no comer mal que comer de manera óptima.

Una vez que hemos identificado qué alimentos son más sanos, cabría hacerse reflexiones más profundas, como, por ejemplo:

- ¿Cómo son de accesibles los unos y los otros?
- ¿Qué percepción tiene la población sobre ellos?
- ¿Qué precio tiene cada uno de ellos?
- ¿Qué técnicas culinarias debemos conocer para prepararlos?
- ¿Qué mensajes publicitarios se emiten sobre ellos?
- ¿Dónde se distribuyen y de qué manera?
- ¿Qué potencial abuso o mal uso se puede hacer de los mismos?

Respuestas que, sin duda, explicarían por qué hoy en día comemos lo que comemos.

LA FALSA «MODERACIÓN»

Gran parte de los alimentos que se identifican como «saludables» o como «perjudiciales» suelen ser los protagonistas de campañas y de recomendaciones que intentan normalizar su consumo bajo ciertas condiciones. Cuando nos centramos en alimentos del segundo tipo tendemos a caer en expresiones como «consumo moderado», «consumo ocasional», «consumo esporádico» o, incluso, decimos que «su consumo debe hacerse dentro del contexto de una vida activa y de una dieta equilibrada».

Parece un número bastante elevado de coincidencias que se tienen que dar para que no pase nada si abusamos de estos alimentos. Demasiadas consideraciones y medidas que dejan entrever un fondo oscuro. Si la ración y la frecuencia de consumo tienen que ser tan precisas para que no haya efectos perjudiciales, quizás estemos errando el enfoque de la excesiva permisividad que tenemos sobre estos alimentos.

Si hay que matizar tanto mensajes como «puedes comer como mucho cuatro galletas al día», quizás podamos deducir a partir del mismo una segunda lectura: la de que probablemente las galletas no sean sanas, y, por tanto, sería más conveniente y necesario mostrar y dar a conocer alimentos que no necesiten tanta prudencia y restricciones en su presentación.

- ¿Cuánto es comer galletas con moderación?
- ¿Cuánto es beber con moderación?
- ¿A partir de qué momento consumimos refrescos en exceso?
- ¿Cuántos dulces son demasiados?
- ¿Alguien se identifica a sí mismo comiendo embutido en exceso?

El problema real sobre los alimentos malsanos que hay que moderar es que la población no tiene claros dos mensajes evidentes:

- Cuantos menos alimentos perjudiciales consumamos, mejor.
- Estos alimentos no aportan beneficios en ninguna medida.

Una vez digerida e interiorizada esta información, podríamos seguir adelante y comenzar otros debates más profundos. Pero, por desgracia, la población sigue anclada en la idea de que HAY QUE comer de todo o de que DEBEN consumirse con moderación algunos de estos alimentos (como si su ingesta en pequeñas cantidades fuese obligatoria).

Cuesta mucho encajar frases como:

- Las galletas no son sanas.
- Las bebidas alcohólicas no son sanas.
- Los refrescos no son sanos.
- Los dulces no son sanos.
- Los embutidos no son sanos.

Y sí, se pueden consumir esporádicamente, pero no son sanos. Nos cuesta renunciar a muchos de los alimentos perjudiciales que hemos ido citando debido a la dependencia que tenemos de ellos y a la idea positiva que los medios nos han vendido sobre los mismos. Tratamos de convencernos a nosotros mismos de que «un día es un día» o de que «nos merecemos un capricho». Estos son algunos de los peores argumentos para defender los alimentos insanos que seguro que habrás dicho y escuchado con frecuencia:

- **«Mi abuelo bebía vino a diario y llegó a los noventa y cinco años»**: Recomendar alimentos saludables no se debe hacer a la ligera y según percepciones de nuestros conocidos, sino que necesitamos apoyarnos en estudios científicos probados en un gran número de personas.

  Por otro lado, si esa historia es digna de contar precisamente es por eso, porque es una excepción.

- **«Yo comía así de pequeño y mira, aquí sigo»**: Que hayas «sobrevivido» no es un dato relevante ni hace saludable al alimento en cuestión. Simplemente, a ti te ha afectado menos que a otros. Considérate una persona afortunada.

- **«Todo en exceso es malo»**: No en la misma medida. Hay alimentos cuyo consumo convencional se liga a enfermedades, y otros cuyo consumo las previene.

  El problema radica en que el consumo de los de uno y otro tipo no es igual de frecuente. ¿Dónde están las personas que abusan de las judías verdes?

- **«De algo hay que morir»**: Pero si podemos evitar enfermedades no transmisibles y tener mayor esperanza de vida, mejor. ¿No?

- **«Toda la vida se ha comido de eso»**: Que se haya hecho siempre no quiere decir que sea correcto. Además, las circunstancias ahora son diferentes, quizás antes no se percibían algunos problemas de salud actuales (cáncer de colon) o puede que el contexto haga que un mismo alimento que antes no lo era sea ahora perjudicial (harinas refinadas).

- **«Hay que comer de todo»**: No. Que se «pueda» comer de todo o que una gran cantidad de alimentos sea digerible no los hace ni convenientes ni obligatorios.

  No hay ningún alimento ni grupo de alimentos que sea imprescindible.

- **«No, si al final no se va a poder comer de nada»**: Hay que diferenciar entre lo que no es «recomendable» y lo que no se «puede comer».

  Hay alimentos que se «pueden» consumir, simplemente hay que tener claro que no son sanos.

- **«Siempre nos dicen lo que tenemos que comer»**: Nadie impone una dieta a otra persona. Tener información sobre lo que es saludable y lo que no hará que nosotros mismos tomemos conciencia de que lo queremos incluir en nuestra dieta.

  Es más, si estuviese impuesta una dieta saludable, no habría tantos problemas de salud alimentarios como tenemos ahora.

En cambio, de aquellos alimentos que son saludables, generalmente no tenemos que preocuparnos en términos de «abuso» o «exceso». No nos hace falta decir:

- COME VERDURA CON MODERACIÓN.
- COME LEGUMBRES CON MODERACIÓN.
- COME FRUTA CON MODERACIÓN.
- BEBE AGUA CON MODERACIÓN.

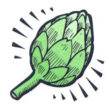

Simplemente no es necesario porque son alimentos cuyo abuso es altamente improbable. Actualmente no existe ninguna alerta sanitaria ni ningún problema de salud pública debido a que haya gente que esté tomando alimentos saludables en exceso. Esto no sucede.

En cambio, sí que pagamos en todo el mundo las consecuencias que implica un consumo excesivo de productos malsanos. Fenómeno que pretende maquillarse con un mensaje descafeinado de que «debemos consumirlos con moderación». Término que seguimos sin ser capaces de definir, tal como ya hemos visto.

Quizás sea el momento de asumir que solo deberíamos promover aquello que sea saludable en lugar de lamentarnos por el hecho de que la gente no sea capaz de moderar lo que es perjudicial.

CAPÍTULO 2:
ALIMENTOS QUE DEJAN DE SER SALUDABLES

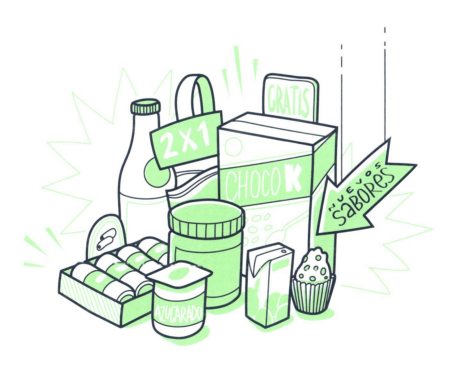

Prácticamente todos los alimentos han sido transformados antes de que podamos ingerirlos, incluso aquellas materias primas que consumimos de manera habitual han sufrido procesos que hacen posible que podamos alimentarnos de un modo seguro.

Incluso podríamos pensar que ciertos alimentos muy básicos no han sufrido ningún procesado, sin embargo, sí lo han hecho:

- **LA GRAN MAYORÍA DEL PESCADO QUE CONSUMIMOS HA SIDO REFRIGERADO O CONGELADO.**
- **LA CARNE SUFRE UN PROCESO DE MADURACIÓN.**
- **LAS LEGUMBRES SE DESECAN ANTES DE SER COMERCIALIZADAS.**
- **LA LECHE SE PASTEURIZA O ESTERILIZA ANTES DE ENVASARLA O DE ELABORAR DERIVADOS LÁCTEOS.**
- **MUCHAS DE NUESTRAS FRUTAS Y VERDURAS SUFREN MADURACIONES EN CÁMARA.**

Y podríamos continuar así hasta la saciedad, enumerando diferentes ejemplos de cómo la tecnología aplicada a los alimentos nos permite tener disponibles una gran oferta a nuestro alrededor. Actualmente, procesar los alimentos, lejos de ser un capricho, constituye prácticamente una necesidad.

Esta gran aportación del procesamiento de los alimentos está íntimamente ligada a la seguridad alimentaria, garantizando, por ejemplo, la higiene de todo aquello destinado al consumo y evitando que tengamos toxiinfecciones. Por otro lado, este procesamiento nos permite alargar la vida útil de los alimentos y poder disponer de ellos durante mucho más tiempo.

Sin embargo, y especialmente en las últimas décadas, ya no procesamos los alimentos exclusivamente por motivos de seguridad. Ahora es cada vez más común que las estanterías de nuestros supermercados se llenen de alimentos procesados con un objetivo muy distinto: la palatabilidad. Esto es: el gran atractivo de ser sabrosos y atractivos.

En la actualidad luchamos en una batalla muy reñida: la de **comer de forma segura** frente a **comer de forma saludable**. Dos prioridades que no deberían estar enfrentadas, pero que entran muchas veces en conflicto. Un ejemplo es el escenario en el que vivimos: tenemos la tecnología más avanzada de nuestra historia, los mejores envases, los procesos más eficientes, la maquinaria más moderna, las materias primas producidas de una forma más específica y conveniente... Sin embargo, comemos mal, comemos poco sano.

Nos alimentamos de forma segura a corto plazo, evitando intoxicaciones o infecciones que hace años se llevaban vidas por delante. Desgraciadamente, nuestro patrón de consumo hace que esa seguridad no sea «real» a largo plazo, ya que continuamos desarrollando enfermedades debido a nuestra mala alimentación.

Hemos pasado de preocuparnos por enfermedades transmisibles causadas por alimentos, a tener que mantenernos en alerta frente a enfermedades no transmisibles causadas por un exceso de los mismos.

Que algo sea seguro no necesariamente lo convierte en saludable.

PROCESAR ALIMENTOS

Que un alimento acabe siendo menos nutritivo o menos saludable supone un evidente daño colateral para las personas. Lo paradójico es que este no es un daño buscado por parte de la industria alimentaria, sino que se produce simplemente por tratar de preservar la salud del consumidor o agradar a su paladar. Lo malo es que la salud del consumidor sí se acaba viendo afectada al priorizar la industria aspectos erróneos.

Hay fenómenos en el procesado que explican que las propiedades nutricionales de ciertos alimentos se vean afectadas. Calentar, congelar, sumergir en una salmuera, salar, desecar… Todos estos procesos transforman nuestros alimentos y conllevan cambios deseados e indeseados en los mismos.

PROS TECNOLÓGICOS

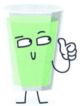

CONTRAS PARA LA SALUD

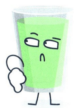

CONCENTRACIÓN EXCESIVA DEL ALIMENTO
(por ejemplo, en un concentrado de zumo o de fruta)

- Mayor vida útil por reducción del agua.
- Mejor aprovechamiento del espacio.
- Menos costes asociados a transporte, conservación, envasado…
- Nuevo ingrediente/producto para usar en restauración/consumo.

- Concentración de nutrientes que pueden aportar exceso de energía.
- Concentración de sustratos que pueden aportar exceso de acidez, riesgo de caries…
- Propensión a realizar una ingesta excesiva del producto.
- Sabores más intensos.
- Absorción más rápida de nutrientes.

ELIMINACIÓN DE LA MATRIZ DEL PROPIO ALIMENTO
(por ejemplo, licuado o zumo)

- Obtención de un producto homogéneo y líquido, fácil de tratar.
- Mayor vida útil debido a una alta concentración de azúcar, sales, acidez...
- Mejor aprovechamiento del espacio.
- Menores costes asociados a transporte, conservación, envasado...
- Nuevo ingrediente/producto para usar en restauración/consumo.

- Concentración de sustratos que pueden aportar exceso de acidez, riesgo de caries...
- Propensión a realizar una ingesta excesiva del producto.
- Ausencia de masticación.
- Menor sensación de saciedad.
- Absorción más rápida de nutrientes.

PÉRDIDA DE NUTRIENTES
(por ejemplo, fruta desecada)

- Mayor vida útil por alta concentración de azúcar, sales, acidez...
- Mejor aprovechamiento del espacio.
- Menores costes asociados a transporte, conservación, envasado...
- Nuevo ingrediente/producto para usar en restauración/consumo.

- Concentración de nutrientes que pueden aportar exceso de energía.
- Propensión a realizar una ingesta excesiva del producto.
- Reducción de la masticación.
- Menor sensación de saciedad.
- Absorción más rápida de nutrientes.

ADICIÓN DE INGREDIENTES POCO SALUDABLES
(por ejemplo, sal, azúcar u otros aditivos)

- Mayor vida útil por alta concentración de azúcar, sales, acidez…
- Mejor aprovechamiento del espacio.
- Menores costes asociados a transporte, conservación, envasado…
- Nuevo ingrediente/producto para usar en restauración/consumo.

- Aparición en la composición de ingredientes poco saludables (sal, azúcar, algunos aditivos no inocuos…).
- Concentración de nutrientes que pueden aportar exceso de energía.
- Propensión a realizar una ingesta excesiva del producto.
- Reducción de la masticación.
- Menor sensación de saciedad.
- Absorción más rápida de nutrientes.

INGREDIENTES QUE HAY QUE TENER EN CUENTA

Azúcar, familia o primos hermanos

El azúcar es muy utilizado en la industria alimentaria precisamente porque consigue que los alimentos se transformen dando lugar a un producto que se conserva durante más tiempo y que sabe mejor.

Además, es una materia prima barata que en algunos casos permite que el alimento pueda absorber agua, obteniendo como consecuencia un abaratamiento del producto que se quiere comercializar.

El azúcar de mesa, entendido como sacarosa, no es el único compuesto perjudicial de esta familia de sustancias, que muchas veces se esconden bajo numerosos nombres en el etiquetado alimentario.

En los últimos años se ha convertido en el enemigo público número uno, y actualmente supone una de las prioridades de salud pública mundial. Su consumo es un factor de riesgo a la hora de contraer enfermedades no transmisibles como caries, sobrepeso, obesidad, afecciones cardiovasculares, grasa visceral…, todas ellas relacionadas con el desarrollo de diferentes tipos de cáncer.

Sal

En un principio la sal fue uno de los primeros ingredientes destinados a conservar los alimentos durante más tiempo. El método de conservación de alimentos basado en la adición de sal más común se conoce como *salado*.

No obstante, hoy en día se utiliza con una función mucho más hedónica: la de hacer más atractivo el sabor de los alimentos. Estamos acostumbrados a un contexto de sabores muy exacerbados, por lo que, de forma casi irremediable, los aditivos forman parte de nuestras ingestas diarias.

Si bien es cierto que se ha probado científicamente que la sal no está tan relacionada con la hipertensión como se creía, sigue siendo un factor de riesgo cardiovascular.

Su consumo excesivo tampoco es aconsejable ya que afecta a otros sistemas de nuestro organismo, como, por ejemplo, la salud ósea. Un exceso de sodio se relaciona con un peor equilibrio en la construcción-destrucción de nuestros huesos y dientes, y puede llegar a considerarse incluso un factor de riesgo de cara a contraer cáncer de estómago.

Grasas trans y grasas parcialmente hidrogenadas

Dentro de los diferentes tipos de grasa que podemos encontrar en un alimento, las grasas trans se desmarcan en la actualidad como uno de los mayores factores de riesgo cardiovascular.

Estas grasas cumplen una función tecnológica. Son el resultado de hidrogenar aceites vegetales para que tengan la textura y el comportamiento de grasas a temperatura ambiente, consiguiendo así solidificarlas y obtener una estructura muy estable.

Este resultado da lugar a un tipo de grasa que aúna unas características muy interesantes para la creación de alimentos apetitosos y de buen aspecto. Se ha usado en margarinas, palomitas, comidas preparadas, platos congelados, galletas, bollería, dulces…

¿Dónde está el inconveniente? Como podrás deducir, en la salud, estas grasas se asocian con la aparición de enfermedades cardiovasculares, acumulación de grasa visceral, sobrepeso y obesidad.

Actualmente se ha decretado por consenso que son un riesgo para la salud y que su consumo deseable es cero.

Aditivos (no todos)

Lo primero que debemos tener claro es que un aditivo se está usando de manera irresponsable cuando no sigue sus principios de utilización: «ser usado en la menor dosis posible y que pueda realizar su función con los mismos resultados». Cabría preguntarse si estamos empleando algunos aditivos en exceso priorizando, una vez más, sus propiedades organolépticas frente a la salud del consumidor.

- ¿Una tableta de chocolate cuyo 50 % en composición son edulcorantes cumple con los principios básicos?
- ¿Son los colorantes o los edulcorantes prioridades de salud pública? Aunque sean seguros, ¿hasta qué punto contribuyen a alejarnos de manera indirecta de la comida convencional?
- ¿Pueden los refrescos edulcorados sustituir el agua como principal fuente de hidratación?

La conveniencia o no de algunos aditivos en nuestra dieta requiere un debate mucho más profundo y que no esté centrado solamente en si son seguros o no. Porque sí, los aditivos tal como los usamos y en las cantidades indicadas son seguros, pero no son inocuos.

- Nuestros embutidos son muy seguros, pero no son saludables; los nitratos y nitritos que contienen no son inocuos.
- Nuestros dulces son muy seguros, pero no son saludables; el azúcar de su composición no es inocuo.
- Nuestras bebidas alcohólicas son muy seguras y estables, pero no son saludables; su alcohol y sulfitos tampoco son inocuos.

¿CUÁNDO UN ALIMENTO DEJA DE SER SALUDABLE?

Como hemos visto, no todo el procesamiento al que se someten los alimentos tiene la misma repercusión en sus propiedades nutricionales. Por eso no podemos en ningún caso generalizar y decir que «los alimentos procesados son perjudiciales». Dependerá de qué proceso hayan sufrido y en qué medida se haya aplicado.

Para entenderlo mejor, aquí tenemos un esquema en el que tomamos una fruta como ejemplo. Imaginemos una naranja, un alimento que en sí mismo es completamente saludable para la población general.

Procesado mínimo

Esta naranja puede sufrir diferentes modificaciones. Si el procesado al que la sometemos es mínimo, lo comprensible es que conserve la mayoría de las propiedades nutricionales y que apenas se vea afectada.

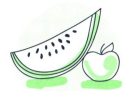
SIN PROCESAR
- Fruta entera

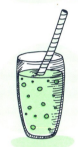
MÍNIMAMENTE PROCESADO
- Fruta cortada envasada
- Fruta congelada
- Fruta batida
- Fruta calentada

PROCESADO
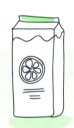
- Fruta escarchada
- Fruta en almíbar
- Helado de frutas casero
- Fruta exprimida (zumo)
- Fruta desecada
- Fruta cocinada (compota)
- Fruta liofilizada
- Fruta deshidratada

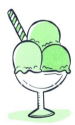
ULTRA-PROCESADO
- Mermeladas
- Helado de frutas azucaradas
- Concentrado de zumo de frutas
- Zumo azucarado / Néctar

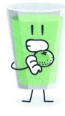

ESTA NARANJA CONSTITUYE EN SÍ MISMA UNA PIEZA DE FRUTA «SIN PROCESAR», FRESCA Y ENTERA.

Los procesos que aparecen en la sección de «mínimamente procesado», aunque modifican a la naranja en sí misma, no la transforman drásticamente. Podríamos decir que permiten conservar la identidad nutricional de la naranja.

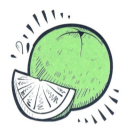

- Cortar o pelar una naranja puede hacer que se oxide parcialmente.
- Congelarla hará que cambie ligeramente su estructura interna.
- Batirla acabará con gran parte de su matriz sólida hasta conseguir un gel, mucho más denso en volumen.
- Calentarla destruirá parte de sus nutrientes y hará que pierda parte de su agua.

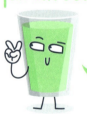

Calentar una fruta unos segundos en el microondas permite ablandarla sin repercutir drásticamente en sus propiedades nutricionales. Prueba a hacerlo con un plátano, verás que se puede untar fácilmente como si fuese una crema.

En este caso provocamos pequeños daños colaterales en la naranja, pero estos no superan en ningún caso la barrera que convierte a la naranja resultante en un producto que no sea sano. Es más, permiten ampliar la variedad en las preparaciones y hacen que podamos introducirla de diferentes modos en distintas recetas y situaciones.

Cruzando la barrera: cuando el procesado empieza a repercutir

Si empezamos a adicionar nuevas sustancias, o a eliminar las presentes, sí que obtendremos como consecuencia un alimento menos saludable que el original.

- Añadir azúcar para escarchar una fruta o sumergirla en un almíbar azucarado será perjudicial en todos los casos.

- Exprimir una fruta o licuarla implica que estamos desechando toda su pulpa, obteniendo como resultado una bebida.

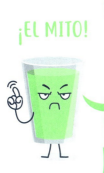

¡EL MITO! No, tomar zumo de frutas no equivale a tomar una ración de fruta. Es más, los zumos no solo no sustituyen a la fruta, sino que contabilizan como azúcar libre en nuestra dieta, ya que al alimento original se le ha desprovisto de su matriz. Por lo tanto, considéralos como una bebida que hay que limitar y de la que nunca obtendrás tantos beneficios como de la fruta con la que se obtuvo ese zumo.

Otros procesados dependen en gran medida de su duración e intensidad. Un buen ejemplo de esto puede ser la aplicación de calor.

Antes mencionamos que calentar una naranja no implica necesariamente una gran pérdida de nutrientes, pero si este calentamiento es mantenido, como en el caso de una compota, la destrucción de nutrientes será superior.

Basándonos en lo anterior, cuanto más intenso y prolongado sea este proceso, habrá más pérdida de nutrientes y también más concentración de los restantes.

¿Lo que queda de mi fruta está ultraprocesado?

Para finalizar, nos faltaría analizar el último eslabón de esta cadena, el momento en el que solo nos quedan subproductos o derivados de la materia prima inicial. Cuando apenas es identificable la naranja en sí misma y pasa a tener más protagonismo el resultado.

Vamos, que nos es casi indiferente que la mermelada sea de naranja o de fresa, porque al fin y al cabo es una mermelada.

Aquí hay menos matices que esbozar y por las características de los ultraprocesados que veremos más adelante, no hay mucho margen para que el alimento pueda ser saludable.

Ningún néctar, concentrado de fruta, mermelada o helado azucarado podría ser considerado un alimento saludable.

TRATAMIENTOS QUE MEJORAN ALIMENTOS

Hemos hablado principalmente de dos supuestos:

- **Tratamientos que consideramos «imprescindibles» en la producción alimentaria**: como la congelación de un pescado para evitar el anisakis, la maduración de la carne, el tratamiento térmico de los lácteos… Aquellos que mantienen como motivación principal la de garantizar nuestra seguridad.

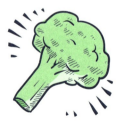

- **Tratamientos que modifican el producto con el fin de mejorar su vida útil y de obtener una gama diferente**: hemos visto durante el capítulo que, desgraciadamente, la mayoría de los procesos que persiguen este objetivo tienen como consecuencia la pérdida de valor nutricional del producto.

No obstante, existen excepciones. Dentro de la búsqueda por mejorar la vida útil o las propiedades organolépticas, sería posible encontrar una convergencia con la mejora de la salud. Esto representa el verdadero reto de los productos procesados: ofertar alimentos duraderos, que faciliten un consumo responsable, que sean convenientes para todas las partes y que sigan siendo saludables después de todo este proceso.

Los alimentos procesados que sigan la premisa anterior serán los que consideremos saludables. Opciones que aprenderemos a identificar durante los capítulos de compra y etiquetado para facilitarnos así la adquisición de productos saludables.

PRODUCTOS ULTRAPROCESADOS

Dentro del procesamiento de los alimentos, hay un abanico de productos alimentarios que, debido a su composición, difícilmente van a poder ser saludables.

Hablamos de los alimentos ultraprocesados, definidos como aquellas formulaciones industriales que, además de sal, azúcar, aceites, grasas... incluyen en su composición sustancias que no se usan en preparaciones culinarias, particularmente aditivos, con la intención de imitar las cualidades de otros alimentos.

Un ejemplo clarificador podría ser el de una crema de verduras en tetrabrik, cuyos ingredientes sean almidón de maíz, aceite de girasol, sal, potenciadores de sabor... En definitiva, productos que no constituyen una receta culinaria convencional y que buscan maquillar la ausencia de materia prima mediante aditivos e ingredientes nada saludables.

Bajo el paraguas de esta definición, no existen alimentos que sean ultraprocesados y que a su vez sean saludables.

Sí que podríamos encontrarnos con ciertas excepciones, como algunos productos o ingredientes que han recibido un procesado muy profundo y que conservan más bien poco de su producto original. Elementos concentrados, aislados, texturizados…, pero que se usan simplemente como ingrediente y no como alimento.

Por tanto, ejemplos como la lecitina de soja, un aislado de proteína como la de suero lácteo (proteína Whey) o un cacao desgrasado, no constituyen ejemplos de alimentos ultraprocesados a pesar de su «alto procesamiento». Esto se debe a que no se les han adicionado ingredientes que perjudiquen su composición, además de que su aislamiento de la matriz original (soja, leche o cacao) no conlleva la obtención de un producto perjudicial.

CAMBIOS DE CONDUCTA

Hay que entender que detrás de estos procesos no hay una malvada industria alimentaria que pretenda «envenenarnos» ni «enfermarnos» como mucha gente pretende hacernos creer.

Es fácil comprender que los ultraprocesados tienen ingredientes que no son saludables, pero su verdadera repercusión no termina ahí. No debemos detenernos únicamente en el «daño» directo que suponen para nuestra salud. Aunque muchos de ellos son factores de riesgo de diferentes enfermedades, hay unas consecuencias de las que no siempre se habla.

Que un alimento tenga un sabor muy intenso seguramente no se asocie, *a priori*, con un daño o con un defecto; pero si miramos esto con un poco de perspectiva, será fácil de comprender. Si nuestro paladar se acostumbra a umbrales de sabor muy exacerbados, será complicado que encontremos esa recompensa en materias primas saludables.

Es común en nuestro entorno que la gente tome infusiones, té o café añadiéndoles siempre azúcar porque no aprecian o no les gusta su sabor original. También es muy frecuente que la gente no encuentre dulce la fruta porque está acostumbrada a umbrales mucho más intensos de dulzor.

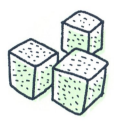

Estos efectos son especialmente notables en la introducción de alimentos a los niños. Muchos alimentos infantiles están formulados con una gran cantidad de azúcar o de cereales dextrinados. Esta habituación constante a sabores tan dulces dificulta una posterior introducción de comida saludable con sabor convencional en los más pequeños.

Y es que, cuando un niño se acostumbra al dulzor de una papilla o de un lácteo azucarado, será realmente complicado que aprecie las concentraciones convencionales de una fruta, o los matices de sabor que le ofrecen las verduras o las legumbres.

Todo ello son ejemplos coloquiales de cómo los productos ultraprocesados, además de los daños derivados de su propio consumo, tienen otras consecuencias indirectas que no facilitan la adopción de buenos hábitos. Perjudican doblemente: por lo que provocan y por lo que no dejan instaurar.

Actualmente, el consumo de comida ultraprocesada constituye uno de los mayores escollos de salud pública. Representa en muchos países de dieta occidentalizada más del 60 % del aporte energético diario.

Podríamos, además, señalarlos como culpables del agotamiento de la cultura alimentaria de distintas comunidades.

Pensemos en alimentos ultraprocesados como un negocio redondo:

- A la gente le gustan y los considera atractivos.
- Cuesta muy poco dinero producirlos.
- Su duración en los lineales del supermercado o en nuestra despensa es altísima.

Por este motivo parte de la industria alimentaria fomenta su consumo con diferentes estrategias, porque, simplemente, suponen un negocio. Se trata de obtener unos alimentos que estén ricos, que sean baratos y que duren mucho. Es decir, que reúnan unas características que nos provoquen un gran placer y un consumo recurrente.

Desde una definición amplia de «alimento» o de «comida», en la que consideramos que los alimentos contribuyen a perpetuar nuestra salud y nuestras relaciones sociales, podríamos poner en entredicho si muchos de los productos alimentarios que consumimos hoy en día son realmente «alimentos».

Para una familia es muy impactante mirar en su despensa y darse cuenta de que hay más «productos alimentarios» que «alimentos» o «comida».

CAPÍTULO 3:
LA COMPRA DE PRODUCTOS SALUDABLES

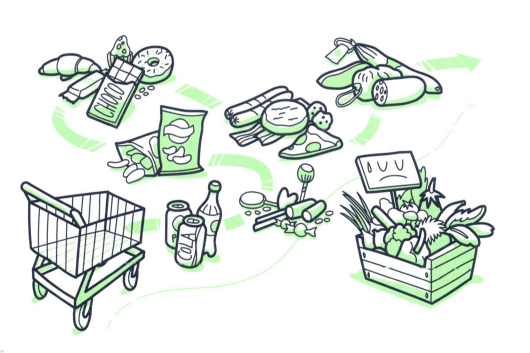

Dentro de las elecciones alimentarias que tomamos en nuestro día a día, la compra es sin duda la más importante, y, desgraciadamente, no se percibe como tal. Debido a la falta de inmediatez, y a esa premisa de que «ya tengo más comida en casa», la sensación de que lo que estás comprando se convertirá en parte de tu dieta sí o sí, no siempre está presente. Parece que vivimos con la idea de que siempre dispondremos de la oportunidad de corregir nuestra compra más adelante.

Pero, al final, tendremos que acogernos a una premisa sencilla, cierta y contundente: comemos lo que compramos. Y difícilmente el margen de cambios que se cruzan en el futuro antes de comerlos va a ir a mejor.

MAXIMIZANDO ALIMENTOS SALUDABLES

Nuestra lista de la compra no siempre se corresponde de forma exacta con nuestra dieta final. Y es que comprar no lo es todo, porque también comemos fuera de casa, pero para la mayoría de la población representa gran parte de la totalidad de las ingestas diarias.

Comprar de forma adecuada constituye la base del futuro de una alimentación saludable, porque va a permitir minimizar malas elecciones y tener una gran variedad de alimentos a los que echar mano a la hora de cocinar. Para conseguirlo y no desviarnos, será beneficioso ejecutar un plan de compra o un menú tipo fijo.

El supermercado es un lugar de compra de conveniencia que ha crecido durante las últimas décadas basándose principalmente en la comodidad y en la gran gama de productos que ofrece. Actualmente el 78 % de la población compra en un supermercado o un hipermercado.

No obstante, en la mente de muchos consumidores sigue instaurada la idea de que los productos alimentarios que hay en el supermercado no son siempre de una calidad óptima.

No estamos poniendo en duda la magnífica seguridad alimentaria de la que gozamos en Europa, sino el hecho de que quizás los supermercados no sean un entorno adecuado para comprar alimentos saludables.

EL SUPERMERCADO

Invasión de malas elecciones

Actualmente los supermercados son el hogar de una gran gama de productos superfluos, y el simple hecho de visitar uno de ellos convierte la compra saludable en un reto difícil de abarcar. Se estima que en torno a un 70 % de las opciones alimentarias de un supermercado se corresponden con productos ultraprocesados; por tanto, es muy complicado hacer una buena elección.

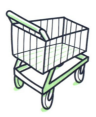

El principal problema radica en que los alimentos malsanos están sobrerrepresentados en los supermercados. No solo la oferta general es menos saludable, sino que las malas elecciones llegan a desplazar por completo a los alimentos que serían más convenientes en todos los aspectos. Esto sucede tanto en nuestro campo visual como por presencia global. En un supermercado podemos encontrar:

- Una sección para las galletas y los cereales de desayuno.
- Una sección para las bebidas alcohólicas.

- Una sección para dulces y repostería.
- Una sección para productos cárnicos procesados, como fiambres y embutidos.
- Una sección de comida preparada refrigerada, generalmente malsana.
- Una sección de comida preparada congelada, generalmente malsana.
- Una sección para refrescos y otras bebidas azucaradas.
- Una sección para alimentos infantiles, la mayoría, superfluos.
- Una sección de lácteos procesados, la mayoría, son superfluos.
- Una sección para productos dietéticos con más promesas que verdades.
- Una sección para zumos de fruta.

El problema no es, por tanto, que en cada uno de los pasillos haya mejores y peores elecciones y haya que saber diferenciarlas, sino que los pasillos malsanos ocupan mucha más superficie en el supermercado que los que contienen fruta o verdura, por ejemplo.

Frente a ello poco puede hacer una sección de pescadería o carnicería fresca (si es que existen en ese supermercado) o las maltratadas legumbres.

Distribución de los pasillos

El hecho de que haya pasillos específicos para ciertos productos convierte la distribución de los supermercados en un riesgo en sí mismo. Puede darse el caso de personas que entren en un supermercado y no hagan ni una sola buena elección.

Este supuesto itinerario, unido a algunos mantras repetidos hasta la saciedad como que «hay que comer de todo» o que «hay que llevar una dieta variada», invitan indirectamente a hacernos pensar que en cada pasillo se nos ofrecen cosas útiles o ideales «para nosotros».

Inconscientemente, las personas tienen esa sensación de que en algún lugar del súper está:

- Su leche.
- Sus yogures.
- Sus cereales de desayuno.
- Sus galletas.
- Su picoteo saludable.

Alimentos que se encuentran presentes en pasillos casi infinitos y con tanta variedad que hacen pensar que únicamente hay que bucear en busca del tuyo.

Creemos que entre las galletas «con fibra», «sin azúcares añadidos», «de avena», «con esteroles vegetales», «infantiles», «para cuidar la línea», «de toda la vida», «receta de la abuela», «clásicas»... habrá alguna que se ajuste a nuestras necesidades. Por ello, es comprensible que finalmente acabemos tomando una mala decisión.

A merced del etiquetado de los productos

Todas estas menciones forman parte del lenguaje comercial de los productos alimentarios.

A diferencia de lo que nos encontraríamos en el mercado, en el súper nos enfrentamos a envases y a etiquetas, elementos que maquillan en gran medida el producto final que tenemos ante nuestros ojos.

Las frutas, las verduras o los frutos secos a granel están «desnudos» ante nosotros, sin ninguna etiqueta que ensalce sus propiedades, ningún dibujo que nos evoque resultados fantásticos tras su consumo. Esto provoca que indirectamente menospreciemos sus propiedades, aunque es todavía peor lo que sucede en sentido opuesto: acabamos pensando que los productos envasados del supermercado son más saludables de lo que realmente son.

La industria alimentaria los presenta de un modo muy concreto que solo responde a sus propios beneficios y acabamos realizando elecciones que no son tan saludables como pensamos. En el siguiente capítulo profundizaremos en cómo consiguen hacernos pensar de esta manera.

En el supermercado se respira un ambiente de consumo

El contexto bajo el que se suele acudir al supermercado no contribuye a realizar una compra responsable: poca planificación, poco tiempo, muchas veces con hambre y sujetos a la improvisación...

La inmediatez de consumo tampoco ayuda. La mayoría de los productos listos para comer (o al menos los más apetitosos) no son saludables. En cambio, la carne, el pescado, los huevos o las legumbres (alimentos que es necesario cocinar y que no son tan inmediatos en su consumo) sí lo son. Lo mismo sucede con las frutas y las verduras, que, además de cocinado en algunos casos, necesitan manipulación y limpieza.

Una persona que acuda a un supermercado a comprar con hambre rara vez saldrá del establecimiento comiéndose un plátano. Es mucho más probable que lo haga abriendo una bolsa de patatas fritas o desenroscando un refresco. Los *snacks*, las chucherías y otros productos superfluos son algunas de las opciones preferentes de picoteo entre horas debido a la inmediatez de su consumo.

El supermercado en convierte en un entorno de vulnerabilidad al que acudimos sin una clara planificación, y existen muchas posibilidades de que acabemos metiendo en el carro de la compra productos que no necesitamos y que no son saludables.

Tras toda esta exposición, es fácil comprender que para salir de un supermercado con unas elecciones alimentarias adecuadas hay que tener una gran experiencia y adiestramiento, realidad muy escasa hoy en día.

De ahí que muchas veces los dietistas-nutricionistas divulguemos la directriz general de «más mercado y menos supermercado». Porque, en líneas generales, en un mercado tradicional hay menos margen para equivocarse.

EL MERCADO

El motivo es que precisamente acabamos evitando los productos en los que pagamos márgenes de precio por materias primas de peor calidad. En un mercado se paga el precio por el cien por cien de la materia prima. En los derivados o procesados de menor calidad no sucede así. Y aunque, aparentemente, puedan parecer más baratos, esta reducción en su precio se debe a que estamos adquiriendo ingredientes de menor coste: harinas, agua, azúcar, fécula, proteínas... de menor valor económico.

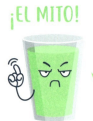

¡EL MITO!

COMPRAR EN EL MERCADO ES MÁS CARO
Los precios en los mercados son muy parecidos en frutas y verduras, y algo superiores en carne y pescado. Pero una compra familiar basada en productos de mercado no sale más cara.

Capítulo 3: La compra de productos saludables

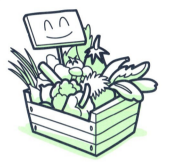

- **SELECCIONAS EL GÉNERO QUE TE INTERESA**
- **COMPRAS LAS CANTIDADES QUE NECESITAS**
- **EVITAS TENTACIONES** caprichos o alimentos ultraprocesados
- **COMPRARÁS MÁS SANO** por pura probabilidad
- **PUEDES VER DE MANERA MÁS CLARA LO QUE ESTÁ DE TEMPORADA**
- **APOYO AL PEQUEÑO COMERCIO**
- **TRATO HUMANO**, recomendaciones, consejos e incluso labor educativa
- **REDUCCIÓN DE RESIDUOS** menos envasado innecesario
- **MENOR APOYO A GRANDES MARCAS** que comunican y siembran mitos

Piensa que lo que compras en el mercado es en su totalidad comida. En el supermercado hay un margen bastante grande para otros subproductos.

Si quieres empezar a mejorar tus hábitos de compra, uno de los primeros propósitos puede ser el de comenzar a comprar en el mercado más cercano. O, al menos, aumentar el número de veces que acudes al mismo.

No obstante, debemos ser realistas. Solo un 7 % de las personas compra en un mercado municipal, y solo un 14 % en pequeños comercios (en los cuales tampoco estás exento de hacer malas elecciones). De manera que hablar de «buenas elecciones alimentarias» es al final casi un sinónimo de elegir saludablemente en el supermercado.

ELEGIR SALUDABLEMENTE

Dado que hemos aceptado por abrumadora estadística aprender cómo comprar de forma saludable en el súper, el primer consejo que hay que tener en cuenta no debería llevarnos muy lejos y es así de simple:

«Aunque estés en el súper, imagínate que estás comprando en el mercado».

Puedes ponerte unas gafas imaginarias para pasar de todas esas secciones ricas en alimentos superfluos e ir directamente en busca de la comida saludable. Recuerda que no es obligatorio pasar por todos los pasillos del supermercado.

La gran cantidad de materias primas no va a ser problemática per se, ya que son en su conjunto saludables.

La gran cantidad de productos ultraprocesados no va a conllevar dudas, dado que, por su definición (adición de sustancias que no son saludables), no vamos a seleccionar nunca un producto aceptable.

¿Dónde está el problema? El océano de dudas está justo en el medio: en los alimentos procesados.

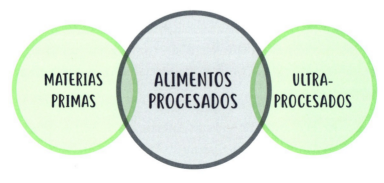

Capítulo 3: La compra de productos saludables

ALIMENTOS PROCESADOS QUE DEBES SELECCIONAR

ALIMENTOS	SALUDABLES	BARAJAR	PERJUDICIALES
PANES	Integrales 100 % o de grano entero	Panes semiintegrales	Pan blanco o pan de molde refinado
PASTELERÍA		Recetas excepcionales	Todas
HARINAS	Legumbres (garbanzo) Frutos secos (castaña, almendra)	Espelta, quinoa, trigo integral, centeno integral, maicena...	Harina refinada
DULCES / BOLLERÍA		Recetas excepcionales Miel cruda	Todos Todos los endulzantes (miel, panela, azúcares varios...)
CEREALES DE DESAYUNO	Avena, kamut...	Muesli Integrales sin azucarar	Cereales refinados Cereales azucarados
PASTAS	Integral De legumbre	Fresca	Pasta refinada Platos preparados
LEGUMBRES (ELABORADAS)	En bote Desecada Congelada	Platos preparados Patés de legumbre (hummus)	
VERDURAS (ELABORADAS)	Verdura envasada Verdura cortada Verdura congelada	Encurtidos Cremas Platos preparados	

ALIMENTOS	SALUDABLES	BARAJAR	PERJUDICIALES
FRUTAS (ELABORADAS)	Fruta envasada Fruta cortada Fruta congelada	Fruta desecada Fruta liofilizada Puré de fruta	Fruta en almíbar Fruta escarchada
SETAS	Envasadas Congeladas En bote Desecadas	Platos preparados	
CARNES (ELABORADAS)	Carne picada Carne congelada	Platos preparados	
PESCADOS (ELABORADOS)	Pescado cortado envasado Pescado congelado	Conservas Salados Platos preparados	Surimis Rebozados
MARISCOS (ELABORADOS)	Marisco ya pelado Marisco congelado	Conservas Platos preparados	
FIAMBRES Y EMBUTIDOS		Cocidos	Todos
FRUTOS SECOS	Pelados Tostados	Salados Cremas de frutos secos	Fritos Azucarados
SEMILLAS	Peladas Tostadas	Saladas Pasta (tahina)	Fritas
LECHE	Pasteurizada UHT	Desnatadas Preparados lácteos	Azucaradas
YOGURES / LÁCTEOS FERMENTADOS	Natural Kéfir	Desnatados	Azucarados
ESPECIAS	Todas	Mezclas	

ALIMENTOS	SALUDABLES	BARAJAR	PERJUDICIALES
QUESOS	Queso fresco Queso madurado	Untar Rallados	Quesitos, azucarados, fundidos.
ACEITES	Aceite de oliva virgen extra	Girasol alto oleico Oliva virgen, Lino, Coco	Otros aceites refinados
SALSAS	Recetas excepcionales	Salsas preparadas	Con aceites poco saludables Azucaradas Muy saladas
OTROS DERIVADOS LÁCTEOS	Cuajada	Mantequilla	Azucarados, helados, postres
BEBIDAS VEGETALES	Sin azucarar		Azucaradas
DERIVADOS DE LA SOJA	Tofu, tempeh, natto Soja texturizada	Platos preparados Salsa de soja	Azucarados
ZUMOS		Fresco con pulpa Batidos	Zumos envasados Néctares Mostos
BEBIDAS AZUCARADAS			Todas
BEBIDAS ALCOHÓLICAS		Cerveza sin alcohol	Todas
OTRAS BEBIDAS	Té, café, infusiones	Agua con gas Fermentadas (kéfir, kombucha)	Bebidas edulcoradas
APERITIVOS Y *SNACKS*	Recetas excepcionales	Frutas desecadas Verduras fritas	Todos
CHOCOLATES Y CACAOS	Con > 85 % en cacao	Con cacao 70-85 %	Resto

Ahora que ya sabemos qué alimentos procesados habría que comprar para poder seguir una dieta saludable, falta hacernos con la fuerza de voluntad suficiente para seleccionarlos correctamente e impedir que otros entren en nuestro carro de la compra. Cada grupo de alimentos tiene su propia idiosincrasia.

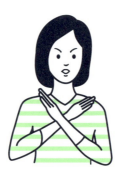

El mundo de los cereales, harinas y derivados

Sobre ellos cabe destacar la gran oferta superflua que se nos ofrece.

Las secciones de dulces, bollería y galletas son prácticamente descartables en un supermercado. Actualmente no tenemos alternativas saludables que valgan la pena, de modo que no pierdas el tiempo mirando en el etiquetado una galleta, un dulce o un bollo que sea aceptable. No los hay. Todos ellos están compuestos por azúcar, harinas refinadas y aceites de mala calidad. Y si incluyen algún llamamiento en su etiquetado como «sin aceite de palma» o «sin azúcar añadido», eso no los convierte en saludables porque el resto del alimento estará formulado para mal. Las galletas «sin azúcar» siguen sin ser saludables.

Los cereales de desayuno suponen un aporte a la dieta y una rutina completamente prescindibles, pero que mucha gente tiene interiorizado. Adelantando lo que nos encontraremos en el capítulo relativo a este tema, hay opciones como los cereales integrales, los copos de avena o el muesli que pueden ser una alternativa saludable siempre y cuando estén sin azucarar.

MUESLI CASERO SALUDABLE

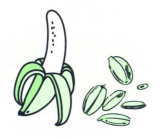

INGREDIENTES

- Copos de avena 150 g
- Almendras 100 g
- Pasas 50 g
- Plátano 1 unidad

MODO DE PREPARARLO

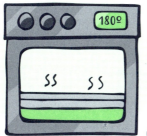

20 MINUTOS

- Trocea las almendras en pequeños fragmentos.
- Corta el plátano en láminas muy finas.
- Extiende todos los ingredientes en una bandeja con papel de horno.
- Hornea 20 minutos removiendo de manera regular.

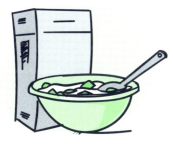

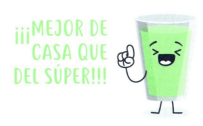

¡¡¡MEJOR DE CASA QUE DEL SÚPER!!!

Los panes y las pastas son uno de los grupos que más contribuyen a la dieta occidentalizada, siendo las principales fuentes energéticas de nuestra alimentación... ¡y así nos va! La recomendación principal en este grupo, además de tratar por todos los medios de reducir su consumo, sería la de sustituir los «cereales» refinados por las opciones integrales 100 % o de grano entero. Esta es una tarea ardua y complicada que implica comprobar el etiquetado de estos productos de manera especial, pero merece la pena.

No obstante, es más importante acompañarlos convenientemente que obsesionarse con la versión integral y acabar haciendo una preparación poco adecuada.

Por mucho que nos gusten, no podemos pensar que esos macarrones integrales con salsa de tomate frito y beicon suponen una opción conveniente. Es preferible acabar haciendo pasta normal o arroz blanco en una receta que incluya verduras o legumbres, dado que ese plato en conjunto sí que será sano a pesar de que la pasta o el arroz no sean integrales.

La harina, tal como estamos acostumbrado a usarla o a consumirla, es un ingrediente superfluo y evitarla en todo lo posible será la mejor opción. Si quisiéramos usar harina para una receta en concreto, hay alternativas siempre y cuando estas puedan desempeñar las mismas funciones en la receta. Opciones como la harina de garbanzo, de espelta, de castañas o las versiones integrales son preferibles. Son más caras y más difíciles de encontrar, pero para la frecuencia eventual con las que habría que usarlas, suponen una opción viable.

Congelados: ¿cuáles nos valen?

La clave para identificar un congelado aceptable es tan sencilla como comprobar qué alimento está congelado. Si es la materia prima sin procesar, no tendremos problema alguno en seleccionarlo, y es muy común tener disponibles carnes, pescados, legumbres, verduras y hasta frutas congeladas.

Los platos preparados suelen ser más conflictivos, pues normalmente incluyen demasiada sal y aceites de mala calidad: *pizzas*, lasañas, verduras en forma de crema… Por supuesto, los rebozados y congelados para freír tampoco son recomendables (*nuggets,* croquetas, empanadillas…), dado que ni el rebozado exterior ni el producto interior son de calidad.

En definitiva, los congelados son adecuados en la misma medida en que lo sea el producto original sin congelar.

Botes y latas: el mundo de las conservas

Comer «de bote» o «de lata» ha tenido durante mucho tiempo connotaciones negativas, asociadas, por lo general, a productos poco sanos o de mala calidad. La realidad es que esto no tiene por qué ser así ni mucho menos.

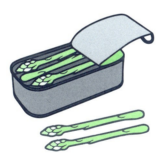

La principal cuestión por comprobar en una **conserva en aceite**, además del producto en sí mismo, es el líquido de inmersión. Deberíamos evitar aceites de mala calidad como el de girasol (muy común en escabeches) o el de oliva refinado.

No hace falta obsesionarse en buscar alternativas a conservas en aceite de oliva: hay muchas conservas «al natural» aceptables, que simplemente tienen agua y sal.

Con los botes nos sucede algo muy similar. Si el bote contiene exclusivamente una legumbre, verdura, seta, pescado, carne... en conserva, bastará con fijarse en el líquido de inmersión. Este líquido suele incluir sal o azúcar. Esto, en principio, no debe hacernos descartar el producto, dado que el líquido no se ingiere. Es común en el caso de encurtidos, setas, verduras...

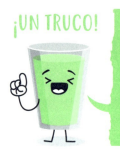

¡UN TRUCO!

Puedes reutilizar el agua en la que vienen conservadas las legumbres para recetas de repostería sin huevo. Se llama *aquafaba*, y es muy útil para preparaciones adaptadas a personas alérgicas al huevo o que sigan una dieta vegana.

Tampoco debería alertarnos encontrar aditivos con función antioxidante o conservante en los botes de legumbre ya cocida.

MIS FAVORITOS

Si queremos adquirir el toque oleoso que nos dan las conservas en aceite, podemos añadir un buen aceite cuando estemos presentando los productos en el plato.

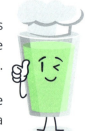

Es preferible comprar atún al natural y añadir aceite de oliva virgen extra en casa, que comprar una conserva en aceite de girasol o en un aceite de oliva refinado.

El resto de los alimentos que no han sido desglosados (como lácteos, bebidas, salsas, bebidas vegetales, cremas de frutos secos...) tienen una identificación que requiere comprobar su etiquetado. Se trata de una verificación muy sencilla que veremos durante el próximo capítulo. Con una simple mirada al listado de ingredientes o a la tabla nutricional nos bastará para identificar versiones saludables.

CAPÍTULO 4:
EL ETIQUETADO ALIMENTARIO
desenmascarando el disfraz

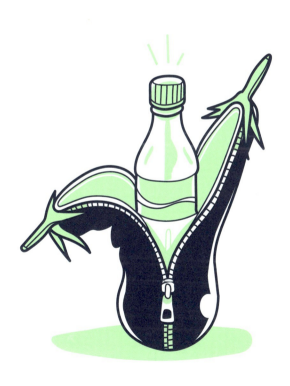

La legislación sobre etiquetado es muy amplia y tediosa, y podría conformar un gran manual en sí misma. Por ello, este capítulo pretenderá resumir de la forma más sintética posible aquellos aspectos básicos que nos permitirán identificar y reconocer un alimento procesado como saludable o no saludable.

Básicamente, el etiquetado está orientado a hacer que el producto sea mucho más apetecible a los ojos del usuario. A su vez, también cumple la función para la que fue creado (aunque hoy nos parezca secundaria): que el consumidor pueda acceder a toda la información a la que tiene derecho.

Desgraciadamente, ese derecho no siempre se respeta de la manera más limpia y ética posible. En definitiva, accedemos a toda la información obligatoria, pero no es necesariamente la más útil para el consumidor ni tampoco es accesible o fácil de leer.

El motivo principal por el que tiene lugar esta falta de claridad en la información es sencillo: la legislación permite dar los rodeos suficientes o utilizar diferentes estrategias persuasivas para hacernos creer que estamos comprando un alimento que es mucho mejor de lo que realmente es. Y, por tanto, mientras se permitan utilizar esas estrategias, lo lógico y normal, desde el punto de vista de una empresa que quiera ganar dinero a costa de las ventas, será seguir explotando esas brechas legales en beneficio propio.

EL ETIQUETADO: MAL DE BASE

El etiquetado cae en los mismos errores y premisas que abordamos nada más abrir este libro: asumir que las principales contribuciones de un alimento para nuestra salud se pueden resumir en nutrientes y en gramos.

Vamos a obviar todas las especificaciones ajenas a los aspectos nutricionales del etiquetado. De modo que no analizaremos los aspectos normativos relativos al origen, tratamiento, peso, trazabilidad, fechas de consumo preferente/caducidad... Nos centraremos, por tanto, únicamente en el ámbito dietético de las etiquetas alimentarias.

El etiquetado nos muestra tres bloques de información muy relevantes para transmitirnos cómo es ese alimento desde el punto de vista nutricional:

- **Aspecto comercial**: nombre comercial, marca, eslogan, imágenes, declaraciones...

- **Tabla nutricional**: especifica en qué cantidad están contenidos los diferentes nutrientes.

- **Listado de ingredientes**: que recoge los distintos ingredientes usados en la composición del producto.

El problema principal es que su importancia va precisamente en ese orden, y debería ser todo lo contrario.

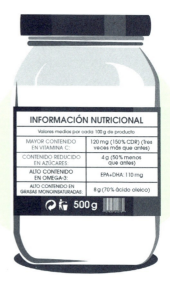

SITUACIÓN ACTUAL 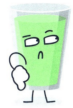	**CÓMO DEBERÍA SER** 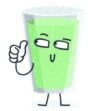
Consumidor presta atención a mensajes comerciales sobre salud. **Comprueba algún indicador nutricional.** **Desconoce ingredientes de composición.**	**Consumidor conoce ingredientes de composición.** **Identifica algunos valores nutricionales de esos ingredientes.** **Deduce efectos saludables o no.**

Este proceso de etiquetado y publicidad consigue que productos que no son saludables pasen por alimentos funcionales.

Un ejemplo muy claro de esta problemática es el de los lácteos fermentados para beber. En la mente de las personas está muy interiorizado que:

- Los lácteos fermentados son supuestamente saludables y buenos para «las defensas» ya que lo dicen los anuncios.
- Conocen que esos efectos se deben (supuestamente) a un *lactobacillus*.
- Desconocen que ese producto en realidad contiene una gran cantidad de azúcar.

Y, en cambio, menosprecian alimentos sanos de verdad porque no tienen la misma capacidad ni los mismos medios para disfrazarse. Algunas personas incluso llegan a desconfiar de las materias primas, dado que se siembran falsos mitos sobre ellas como el siguiente:

- Las frutas son un factor de prevención de la diabetes.
- Sin embargo, gran parte de la población reconoce en su composición el «azúcar».
- Por eso mismo, muchas personas siguen creyendo a día de hoy que las frutas son perjudiciales para esta enfermedad.

Inexplicablemente, no existe tal atribución alrededor de los lácteos azucarados o de los productos infantiles. El motivo: la gente se deja llevar más por el aspecto comercial que por la verdadera composición del producto.

ASPECTO COMERCIAL

Las principales estrategias de etiquetado por las que no deberíamos dejarnos llevar son, precisamente, las más visibles. No todo el mundo consulta el etiquetado alimentario, pero sí vemos el frontal de la etiqueta antes de seleccionar el producto y añadirlo a la cesta de la compra.

En ese apartado frontal se resume parte de la estrategia comercial del producto. Esta, por supuesto, ha comenzado a construirse mucho antes de que llegue a nosotros, empleando anuncios en medios de comunicación o mediante otras estrategias publicitarias.

A veces nos encontramos indefensos ante el lineal del supermercado, y nos vemos persuadidos por alguna de las siguientes estrategias:

Se intentan «ocultar» / «maquillar» los aspectos negativos del alimento

Algunas menciones como «aceites vegetales» (mención que, por cierto, ya no está permitida) intentan hacernos pensar que ese producto es mejor que otros. Se trataba de un reclamo en una época en la que se promovía el consumo de aceites vegetales. En realidad, se usaba principalmente aceite de palma, soja o maíz; versiones poco saludables, pero revestidas de este halo de salud.

Otra mención usada a modo de «maquillaje» es la de «sin azúcar añadido». Esta no quiere decir que el producto no lleve azúcar, ya que puede incluir el azúcar en sí mismo, sino tan solo que no se le ha añadido aún más del que ya contiene. Este es el caso de muchos zumos, que dicen no tener azúcar añadido como algo saludable, cuando en realidad es una trampa para el consumidor, que puede interpretar que el zumo no tiene ningún tipo de azúcar, cuando sí que lo tiene: el naturalmente presente. Además, esta práctica, la de añadir azúcar a los zumos, está prohibida.

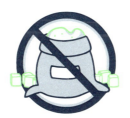

Se intentan enfatizar propiedades nutricionales que el consumidor tiene interiorizadas como positivas a pesar de que sean irrelevantes

El caso más conocido puede ser sin duda la frase «con vitaminas y minerales». Algo que es completamente irrelevante en la mayoría de los alimentos, dado que prácticamente todos contienen vitaminas y minerales.

Sería algo equiparable a anunciar una casa con «puertas y ventanas». El poder radica en que estas industrias se aprovechan de que el consumidor percibe esos nutrientes como positivos y quiere añadirlos a su dieta. A veces, para salir de este viejo truco la mención se vuelve más específica, como, por ejemplo, «con vitamina B6» o «con selenio». El caso es que si cada uno de los alimentos que compramos tuviera que enumerar los diferentes minerales y vitaminas que contiene, nos quedaríamos sin espacio en la etiqueta.

La última moda es la de rebautizar los nutrientes para hacer creer al consumidor que tienen propiedades revolucionarias frente al resto, como el hierro+ o el «opticalcio».

Se dan a entender propiedades derivadas de su consumo aunque no sean ciertas

Existen algunas menciones que dan a entender falsas propiedades supuestamente beneficiosas derivadas de esos productos. Algunas de ellas son «energía y crecimiento» en productos que, por ejemplo, han sido azucarados o a los que se les ha añadido caramelo.

También se suelen incluir menciones diferenciadoras como «saciante», «hidratos de carbono de absorción lenta» o «elimina el hambre» sin que se precise ningún requisito legal para ello. De esa forma tenemos galletas que dicen ser tentempiés saludables, cuando en realidad son alimentos ultraprocesados caros y con baja capacidad saciante.

Utilización de imágenes o menciones con materias primas diferentes o poco representativas

Esta acción es muy utilizada en los derivados de las frutas, en los que solemos encontrar fruta fresca y entera en el envasado del producto, especialmente si la fruta es silvestre como las moras o los frutos rojos. Incluso en refrescos que contienen menos del 10 % de naranja o de limón aparecen las frutas frescas y enteras en el etiquetado.

Otro ejemplo muy común es el de las harinas y los panes. Se dan casos de panes de centeno con solo un 10 % de la harina procedente de este cereal, siendo el 90 % restante trigo.

Especialmente formulado para...

Esta es una de las estrategias más arraigadas y difíciles de explicar a la población general. Si un producto parece estar formulado para un grupo de población concreto, la sensación que da es que se ha hecho un riguroso y pormenorizado proceso de diseño, basado únicamente en sus necesidades específicas... Nada más lejos de la realidad.

Lo primero que hay que tener en cuenta es que las necesidades de los niños, las personas mayores, las mujeres embarazadas o en lactación... sí que son diferentes, pero no justifican la creación de productos específicos para manejarlas. Se trata simplemente de comer diferentes alimentos o en distintas cantidades.

Esos yogures, zumos, papillas, fruta para beber o leches de continuación, aunque dicen estar especialmente formuladas para niños, no lo están. Lo que sí tienen especialmente formulado estos productos es la publicidad que los envuelve.

Con un gran bombardeo mediático han conseguido hacer creer a muchas familias que son productos necesarios para el correcto crecimiento de los niños. Vamos, que han hecho que olvidemos que los niños pueden comer lo mismo que nosotros y necesitan estos alimentos en su día a día.

Las familias ven esos anuncios, creen que esas elecciones serán las mejores para sus hijos e hijas, y, claro, ¿quiénes son ellos para negarles lo mejor a sus retoños?

No hay mayor negocio que el de hacernos sentir malos padres o malas madres.

Apto para...

Muy relacionada con el punto anterior está la expresión «apto para». Esta mención puede sernos muy útil en el caso de dietas especiales, personas alérgicas... pero no debe ser confundida con un sinónimo de salud.

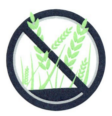

Que un producto sea «apto para diabéticos» no lo convierte en una opción saludable. De hecho, los productos «para personas con diabetes» son probablemente una de las mayores colecciones de ejemplos de productos malsanos.

Si nos paramos a pensar, la mayoría de estos productos son formulaciones que solían contener azúcar en su composición, y que ahora tienen un sustitutivo, ya sea un edulcorante u otro endulzante con menor índice glucémico. El caso es que las chocolatinas, los bombones, los turrones y los pasteles «aptos para diabéticos» no son saludables.

Sumar sin calidad

Es el resumen de que la cultura del «cuanto más, mejor» —aunque no sea necesario siquiera— está profundamente arraigado en la conciencia colectiva.

Tenemos papillas «con 8 cereales»... ¿Qué pasa?, ¿que las de uno o dos cereales son peores?

Es un sesgo común a casi todos los anuncios, no solo de alimentación. Si puede llevar más nutrientes, aunque sean insanos, siempre nos parece mejor.

Intentar diferenciarse del resto sin aportar cosas diferenciadoras

Casos como «sin porquerías», «receta única», «receta artesana», «estilo casero», «receta de la abuela» o «natural» pueden hacernos evocar en nuestra mente mejores productos, pero realmente no están recogidos en ninguna normativa que regule su utilización.

Por ese motivo, entre otros productos, tenemos panes de molde en el supermercado que dicen ser «cien por cien naturales».

Estas menciones, además, contribuyen a la quimiofobia y a que la gente tenga miedo de elementos que no conforman las verdaderas prioridades de la composición nutricional.

Tenemos el ejemplo de las galletas infantiles que se anuncian como «sin porquerías», cuyos tres ingredientes principales son: azúcar, aceite de palma y harina refinada.

Intentan hacer pasar un alimento por una versión mejorada del mismo

Menciones como «receta mejorada» o pequeñas adiciones irrelevantes como «ahora con *ginseng*» o «ahora con vitamina B6» hacen creer a muchas personas que ese alimento es más conveniente gracias a sus adiciones o a su modificación. Seguramente se trate tan solo de un relanzamiento o de intentar reubicarse en la mente del consumidor añadiendo en el producto un plus con el que antes no contaba.

Algunas marcas de yogures o de leche tuvieron que reorientar, por ejemplo, sus productos con soja por falta de previsión al pensar que el público vegetariano o vegano iba a comprarles yogures de soja a la industria láctea. De modo que los lácteos con soja ahora mismo tienen una visión publicitaria más cercana a la del control del peso o a la del consumo de proteínas vegetales.

Otros ejemplos destacables son algunas gominolas que incluyen reclamos como «ahora con zumo de frutas». Lo cual nos hace preguntarnos de manera instintiva: «¿y antes?».

Cantidad irrelevante del producto mencionado

Estrategia muy usada en productos que contienen materias primas caras. Muchas «cremas de marisco» tienen ese nombre comercial a pesar de estar compuestas principalmente por fécula de patata, verdura y agua. No es complicado encontrarse hoy en día cremas de bogavante que contienen menos del 2 % de este animal.

Algunas bebidas vegetales también explotan este truco, especialmente en el caso de los frutos secos, como las bebidas de almendra o de avellana; algunas marcas comercializan tetrabriks con un 2-3 % de almendra. Vamos, que para eso mejor tomarse un par de almendras y un vaso de agua.

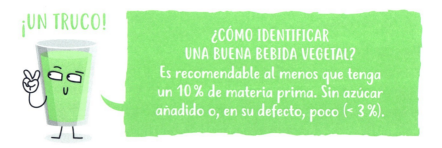

¡UN TRUCO!

¿CÓMO IDENTIFICAR UNA BUENA BEBIDA VEGETAL?
Es recomendable al menos que tenga un 10 % de materia prima. Sin azúcar añadido o, en su defecto, poco (< 3 %).

Si quieres una bebida vegetal parecida a la leche de vaca, la opción prácticamente vegetal de la que disponemos es una bebida de soja que cumpla esas dos características y que esté enriquecida con calcio.

DECLARACIONES NUTRICIONALES

Todas las frases y los trucos citados en el apartado anterior son las declaraciones no reguladas de las que se beneficia la industria alimentaria para persuadir al consumidor. Además de toda esa colección de mensajes que nos confunden en el etiquetado, existen dos grupos de declaraciones diferentes que pueden ponerse en el envasado.

Se trata de declaraciones legisladas en Europa que, para poder identificarse en el envasado, deben cumplir una serie de requisitos. Suena bien, pero, desgraciadamente, no todos ellos son tan estrictos como cabría esperar.

Declaraciones nutricionales:

Son declaraciones que hacen alusión al contenido nutricional del alimento. Por ejemplo, su contenido en grasa, calorías, proteínas, vitaminas... En definitiva, todo lo que este posee.

Todas las posibles declaraciones están contempladas en el Reglamento (CE) N.º 1924/2006, que también especifica los requisitos que se deben cumplir.

La parte positiva de estas declaraciones es que son objetivas: para poder incluirlas, el alimento tiene que ceñirse a esas características. Por ejemplo:

- Un alimento puede contener la declaración *light* si al menos se ha reducido su aporte energético en un 30 %.
- Un alimento puede contener la declaración «sin azúcar» siempre y cuando contenga menos de 0,5 g de azúcar por cada 100 g de producto.
- Un alimento puede contener la declaración «alto contenido en fibra» siempre y cuando contenga como mínimo 6 g de fibra por cada 100 g de producto.

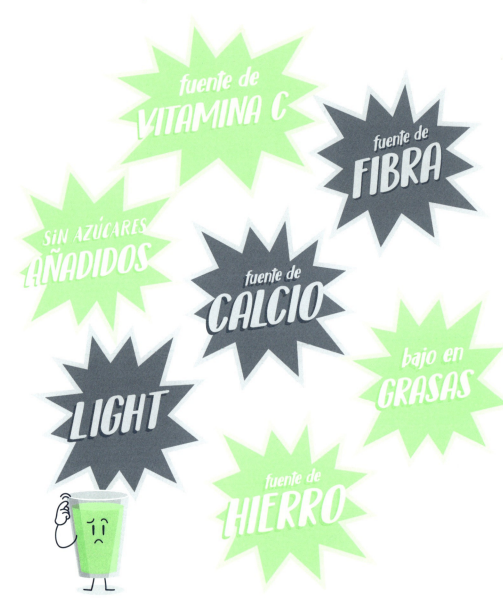

Requisitos que son aplicables a todas esas menciones como «fuente de....», «Alto contenido en...», «Contenido reducido en...», entre otras.

La mala noticia es que no son garantía de que el alimento sea saludable. Simplemente nos hacen llegar esa información del producto de manera anecdótica, pero no es una evaluación del alimento en conjunto. Podríamos resumir que son el máximo exponente del nutricionismo: destacan de una manera bastante reseñable un aspecto del alimento sin considerarlo en su conjunto.

Ejemplo de alimentos poco saludables que explotan estas estrategias son:

- **Light**: los refrescos edulcorados que no tienen calorías, pero no son saludables.
- **Alto contenido en fibra**: galletas con fibra (y azúcar, y aceite de palma, y harina refinada...).
- **Fuente de vitamina C**: zumos o néctares de fruta.
- **Fuente de hierro**: patés de hígado de cerdo destinados a niños.
- **Fuente de omega-3**: leches infantiles azucaradas.

DECLARACIONES DE SALUD

Siguiendo la estela de las declaraciones nutricionales, estas abarcan el efecto que produce (supuestamente) el alimento en nuestro organismo.

Son declaraciones que hacen alusión al efecto del alimento. Por ejemplo, su contribución al sistema inmunitario, al mantenimiento de la visión o del sistema cognitivo.

Son declaraciones mucho más jugosas desde el punto de vista comercial que para el usuario, dado que el producto podría afirmar de manera legal que contribuye a un aspecto de nuestra salud sin ser del todo cierto.

El problema es que, en sus inicios, el organismo que los autorizaba, la Agencia Europea de Seguridad Alimentaria (EFSA, por sus siglas en inglés), estaba ligado a un proceso muy arduo para la autorización de esas declaraciones. Algo comprensible, hay que tener en cuenta que el hecho de que un alimento desencadene por sí solo un efecto en nuestra salud que no sea atribuible al resto de la dieta es algo muy difícil de caracterizar. Debido a que esa situación se consideraba un cuello de botella de solicitudes, se decidió hacer un parche legislativo en el que se permite poner en los alimentos las declaraciones nutricionales relativas a sus nutrientes.

Como las funciones de los nutrientes están bien determinadas, por ejemplo, dado que el calcio contribuye al normal mantenimiento de los huesos, todo alimento que sea «fuente de calcio» puede acceder a esa declaración de salud sin más miramientos.

Por supuesto, cabe añadir que, del mismo modo que sucedía con las declaraciones nutricionales, estas afirmaciones no son garantía de que un alimento sea saludable.

Ejemplo de alimentos poco saludables que explotan estas estrategias son:

- **Lácteos fermentados**: dicen contribuir al normal funcionamiento del sistema inmunitario, pero tienen una gran cantidad de azúcar añadido.
- **Galletas con esteroles vegetales**: dicen contribuir al mantenimiento de los niveles de colesterol, pero tienen una composición poco saludable.

Como esta legislación no valora el conjunto del alimento ni tampoco hay que evaluar cada alimento por separado, se pueden dar contradicciones tan graves como las de etiquetar un producto como preventivo de algo de lo que en realidad es factor de riesgo.

Un zumo o un néctar de frutas podría decir que por su contenido en vitamina C contribuye a la síntesis del colágeno de las encías. Sin embargo, los zumos son factor de riesgo de caries.

Un embutido con omega-3 podría decir que contribuye a la normalización del colesterol sanguíneo. Sin embargo, los embutidos son factor de riesgo de enfermedades cardiovasculares.

Todas estas tretas son legales, se usan a diario y forman parte de las estrategias de etiquetado y publicidad convencional de los alimentos.

¿Y si un alimento no puede poner una declaración?

No pasaría nada, además de tener otras muchas estrategias para confundirnos, siempre podrá atenerse a la creatividad publicitaria.

Una vez que estas posibilidades están agotadas, entrarían en juego el marketing y la publicidad.

Herencia tomada de la industria farmacéutica, a veces el proceso es todavía más sencillo y se cambia directamente el nombre comercial.

- Unas galletas se pueden llamar **Digestive** sin ser digestivas.
- Una chocolatina se puede llamar **Bueno** sin ser saludable.
- Un zumo se puede llamar **Funciona** sin saber muy bien para qué.

Además de la propia marca, también se suelen utilizar eslóganes para esquivar la legislación de declaraciones de salud.

Si no puedes poner que tu leche ayuda a la digestión, siempre podrás añadir el eslogan «mañanas ligeras».

Si no puedes demostrar que tu preparado lácteo previene accidentes cardiovasculares, siempre podrás usar el eslogan «corazones contentos».

Si no puedes demostrar que tu yogur favorece la digestión, siempre podrás usar el eslogan «barrigas felices».

> **Quizás es buen momento para rescatar la Ley General de Publicidad en España:**
>
> **ARTÍCULO 4:** *es engañosa la publicidad que de cualquier manera, incluida su presentación, induce o pueda inducir a error a sus destinatarios, pudiendo afectar a su comportamiento económico, o perjudicar o ser capaz de perjudicar a un competidor.*
>
> *Es asimismo engañosa la publicidad que silencie datos fundamentales de los bienes, actividades o servicios cuando dicha omisión induzca a error de los destinatarios.*

INFORMACIÓN NUTRICIONAL

Una vez que interiorizamos que no nos podemos fiar del aspecto original que nos encontramos en el envasado del alimento, toca avanzar hasta la segunda línea informativa.

En líneas generales, la información que nos ofrece la tabla nutricional es, en resumen, cuantitativa; pero no cualitativa.

Nos da una información muy parcial de lo que realmente es el alimento, y es casi siempre poco precisa.

La tabla nutricional

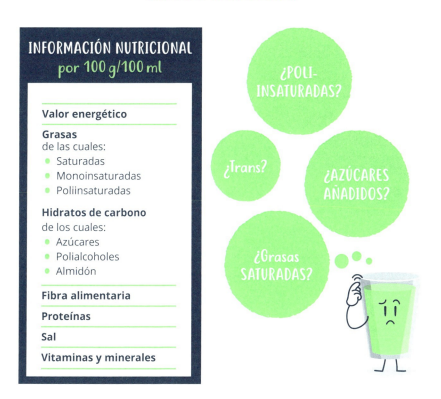

Lagunas inexplicables de la tabla nutricional:

VALOR ENERGÉTICO: Es una de las preocupaciones principales de las personas al consultar el etiquetado, el número de kilocalorías que contiene. Sin embargo, es muy complicado interpretar esta información dado que no se relaciona necesariamente con lo saludable que es el producto. Otro de los factores confusos que suele haber en el apartado energético, pero que también afecta a todos, es la columna paralela que muchas veces se suele incluir de valores por porción de consumo.

De esa forma, aparecerían los datos por cada 100 g/ml de producto, y otro por ración de consumo que puede ser 30 g, 50 g o 200 g según el caso. En muchos productos ultraprocesados se suele jugar con raciones de consumo poco realistas para hacernos pensar que consumimos menos kilocalorías de lo que realmente acabamos haciendo; es el caso de galletas, cereales de desayuno, chocolatinas, dulces… Productos muy palatables que venden en grandes paquetes, pero que maquillan la realidad pidiendo pequeños consumos, algo que es completamente irreal. ¿Quién se toma tan solo cuatro galletas?

GRASAS: Aparecen las grasas totales y a su vez clasificadas por familias. Esta clasificación por saturadas, monoinsaturadas o poliinsaturadas no tiene una gran relevancia nutricional. El motivo es que para saber si esa grasa es o no saludable depende de diferentes factores, como en qué alimento la consumimos o en qué estado de oxidación o refinamiento se encuentra.

Hay alimentos con grasas saturadas que no son saludables, como aquellos que incluyen aceite de palma, y otros que sí lo son, como el coco.

Al igual que hay alimentos con grasas poliinsaturadas que no son saludables, como los aceites refinados de semillas o comidas preparadas con aceite de girasol, mientras que otros alimentos con estos nutrientes sí que son muy recomendables. Es el caso de los frutos secos.

Este enfoque muchas veces asume que el consumidor piensa que las grasas saturadas son «malas» y el resto son «buenas», y como se puede ver con esos ejemplos no tiene que ser necesariamente así. Por lo tanto, así no es como se determina de verdad la calidad de la grasa, sino que tendría más sentido acudir al listado de ingredientes para comprobar cuál se ha usado en la elaboración.

Otra de las cosas inexplicables en la actualidad es que, dentro de todo este desglose de grasas, no haya que separar las que sí tienen un mayor perjuicio: se trata de las «grasas trans» o «grasas hidrogenadas / grasas parcialmente hidrogenadas». Son grasas que se obtienen por un proceso industrial de hidrogenación que permite transformar aceites vegetales en sólidos a temperatura ambiente y dar una mayor textura y consistencia al producto.

Este tipo de grasa que está muchas veces en bollería, dulces, productos preparados y platos congelados solo se puede identificar yendo una vez más al listado de ingredientes. Inexplicable que no sea obligatorio destacarlas en el etiquetado nutricional.

HIDRATOS DE CARBONO: Aunque afortunadamente nos separa la parte de azúcar de almidones, no nos indica si ese azúcar es libre, es añadido o es el presente de manera natural en el alimento. Este valor mete en el mismo saco azúcares que serían perjudiciales con otros que no implican ningún problema para nuestra salud, lo cual es un error.

Para ver si a un producto le han adicionado azúcar habría que ir necesariamente a la tabla de ingredientes. Allí podemos encontrar si se le ha añadido o no, pero desgraciadamente no tiene por qué indicar la cantidad. Si estamos ante un alimento que tenía azúcares en su composición previa (como el caso de la leche y la lactosa, o de una fruta y sus azúcares intrínsecos) estaríamos ante un escenario en el que es imposible saber con certeza cuánto azúcar añaden a esos productos. Solo cabría estimar.

El apartado de hidratos de carbono tampoco indica, por ejemplo, el estado de los mismos. Laguna de la que se aprovechan muchas papillas de cereales, que incluyen almidones hidrolizados o dextrinados que han sido predigeridos. Podríamos decir que eran almidón y ahora son «casi azúcar». Así pueden hacer papillas hiperdulces para los pequeños sin decir que es azúcar, porque lo que han hecho es predigerir el cereal.

FIBRA ALIMENTARIA: El valor de fibra únicamente nos indicaría la cantidad de la misma que hay en el producto, pero no es un sinónimo de que este alimento sea integral o de que se haya usado un grano de cereal entero. La mejor garantía para ello es de nuevo la consulta del listado de ingredientes.

PROTEÍNAS: Podemos consultar únicamente la cantidad total de proteína; sin embargo, este valor no considera ni su digestibilidad ni si es proteína completa (con todos los aminoácidos). Por ejemplo, la gente tiene identificados productos como la gelatina y el colágeno como ricos en proteína; sin embargo, la calidad de sus aminoácidos no los convierte en productos de buena calidad proteica.

El etiquetado nutricional únicamente es útil si queremos consultar datos muy concretos, como, por ejemplo:

- La cantidad de hidratos de carbono que tiene el alimento para ajustar ingestas de hidratos con pautas de insulina en personas diabéticas.
- La cantidad de azúcar o sal que contiene el producto por si llevamos una dieta que tenga restringidos estos componentes.
- Conocer el aporte calórico del mismo.

Los datos que nos ofrece la tabla nutricional suelen ser meramente anecdóticos y tan solo nos dan algunas pistas reales sobre si el alimento es o no saludable. Bien es cierto que estos pueden tener más utilidad en el caso de personas que ya poseen conocimientos de nutrición o que están bajo una dieta concreta. En este caso, el etiquetado nutricional les puede servir como herramienta para verificar ciertos puntos. Pero, realmente, estos siguen sin ser los determinantes para conocer si un alimento es o no saludable.

Si partiésemos de la tabla nutricional de un alimento, sería imposible determinar de qué producto se trata. Podría ser prácticamente cualquiera que cumpliera esos parámetros generales.

Pongamos este ejemplo:

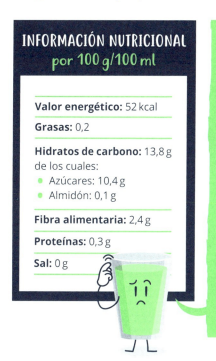

Algunas alternativas: ¿el semáforo nutricional es válido?

La industria alimentaria se beneficia indirectamente de que el etiquetado alimentario sea tedioso. Al fin y al cabo, no se ha desarrollado un método que sea fácil y sencillo de comprender para el usuario. Precisamente con esta intención se han tratado de llevar a cabo experiencias como el semáforo nutricional. Puede que a nosotros no nos suene, pero este tiene buena acogida en otros países y supermercados.

Este método selecciona diferentes parámetros del alimento y pretende lanzar avisos de si el contenido de los mismos es bajo o alto.

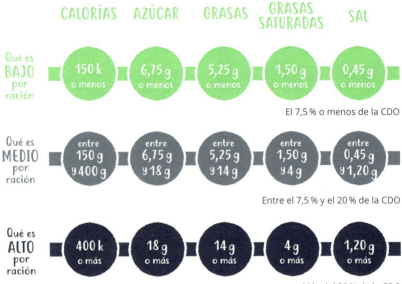

Es cierto que el semáforo nutricional supone un mejor acercamiento que la tabla nutricional y que destapa a muchos productos ultraprocesados, sin embargo, no es suficiente para identificarlos a todos. Además, se puede esquivar fácilmente con reformulaciones o con cambios en la composición.

Un chocolate o unas galletas sin azúcar formuladas a partir de aceite de girasol tendrían una puntuación más que aceptable en este semáforo:

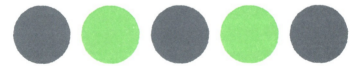

Por no hablar de un refresco edulcorado: podríamos llegar a pensar que incluso es saludable.

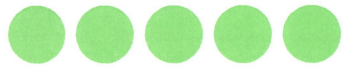

En cambio, este modelo perjudica de manera injustificada a alimentos que son saludables. El motivo es, de nuevo, intentar evaluar los alimentos por medio de gramos y nutrientes, y no de evidencia científica. Así quedaría el ejemplo con el aceite de oliva.

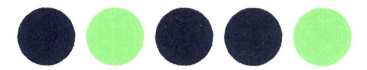

Por lo tanto, tras estos ejemplos caemos en la cuenta de que el semáforo nutricional tampoco es una buena estrategia en el etiquetado a la hora de saber si un alimento es saludable o no lo es.

Lo más sencillo sería poder utilizar esos avisos o esa clasificación de luces conforme a los estudios científicos realizados respecto a los beneficios/perjuicios para la salud que tenga cada alimento.

EL LISTADO DE INGREDIENTES

El apartado más importante y al que hemos hecho referencia durante todo el capítulo.

Los alimentos que aparecen en el listado de ingredientes lo hacen en orden de composición, es decir: el que aparece en primer lugar es el que tiene mayor presencia y el que aparece en último lugar será el menos representativo.

Consultar el listado de ingredientes nos permite saber si el producto que estamos comprando se ajusta a nuestras expectativas.

- ¿Comprarías una crema de marisco que tiene principalmente patata y apenas marisco?
- ¿Comprarías un fiambre *light* que tiene más almidón de patata que carne?

- ¿Comprarías un chocolate sin azúcares añadidos cuyo principal ingrediente al peso es un edulcorante?
- ¿Comprarías un cacao en polvo que es 78 % de azúcar y solo tiene un 9 % de cacao?
- ¿Comprarías una hamburguesa vegetal que tuviese aceite de girasol, sal y harina refinada?

Todas esas respuestas se encuentran consultando el único sitio del etiquetado nutricional que es completamente sincero con nosotros: el listado de ingredientes.

Y aun así, siempre hay margen para un último resquicio y utilizar ingredientes que desconocemos lo que son. Muchos productos incluyen, por ejemplo, diferentes formas de azúcar (glucosa, fructosa, jarabe de fructosa, miel, jugo de frutas) para introducir azúcar libre a la preparación evitando la nomenclatura «azúcar». De ahí que a veces tengamos que cotejar y comparar entre la lista de ingredientes y la tabla nutricional, para que una cubra las carencias de la otra.

Si quieres repasar cómo enfrentarte a estas situaciones solamente tienes que repasar la «Guía de etiquetado» que incluimos al final de *Mi dieta cojea*.

¿DE QUIÉN ES LA RESPONSABILIDAD?

Una de las mayores injusticias que se produce con el etiquetado es la de trasladar la responsabilidad al consumidor.

Después de todo, las frases o argumentaciones «es culpa tuya por no leer la etiqueta» o «al fin y al cabo lo pone en el envase» son ciertas solo parcialmente.

No podemos culpabilizar a quien, precisamente, es víctima de todo este entramado. Especialmente cuando entender las etiquetas es tan tedioso, necesita tanto adiestramiento, y cuando el paradigma sobre el que se construye está tan torcido en su raíz.

Bajo estas reglas del juego una familia se puede ir a casa con un producto ultraprocesado en el carro que, además de no ser beneficioso, es factor de riesgo de diferentes enfermedades. Sin embargo, a lo que esta familia tiene acceso en primera instancia es a que en ese etiquetado comercial:

- Se obvian sus ingredientes principales (azúcar, aceite de palma, harina refinada...).
- Se enfatizan nutrientes con poca relevancia (vitaminas y minerales).
- Aparece el sello de una sociedad sanitaria.
- Aparecen personajes o dibujos destinados al público infantil.
- Se dan a entender beneficios para el consumidor por su compra.

Las familias han pensado durante décadas que al comprar galletas lo que aportaban a sus casas era: «cereales», «energía» o «crecimiento».

Cuando, en términos mucho más sinceros, lo que realmente habrían aportado sería «azúcar», «aceite de palma», «harinas refinadas» o «calorías vacías».

Este ejemplo tan cotidiano es el vivo retrato de la instrumentalización del etiquetado. No solo porque se maquilla un alimento malsano, sino porque se recomienda y se avala por parte de sanitarios que han puesto precio a sus valores.

Acciones irresponsables que, día a día, repercuten en la salud de la sociedad.

FASE 2: PLANIFICACIÓN Y ANTICIPACIÓN

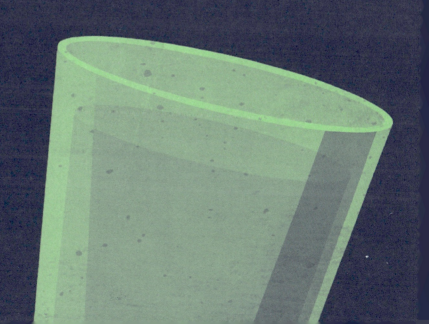

CAPÍTULO 5:
CREANDO UN AMBIENTE SALUDABLE

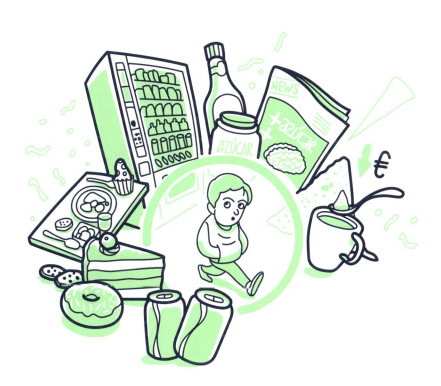

La información que recibimos, por sí sola, no siempre es un estímulo suficiente para hacer mella en nuestro comportamiento y lograr cambiarlo.

La mayoría de la gente de nuestro entorno es conocedora de muchas realidades sobre salud que son poco discutibles, como, por ejemplo:

- **LA VERDURA ES SALUDABLE.**
- **EL TABACO PROVOCA CÁNCER.**
- **HACER ACTIVIDAD FÍSICA ES SANO.**
- **NO ES CONVENIENTE VIVIR CON ESTRÉS.**

Sin embargo, la teoría y la práctica se encuentran a años luz. Pasar a la acción y poner en práctica la información que manejamos nos resulta complejo por muchos motivos diferentes: comodidad, falta de costumbre, conveniencia, preferencia por alimentos más apetecibles ante otros más saludables, e incluso debido a repercusiones sociales...

Nuestra conducta final no es tan solo consecuencia de los conocimientos que poseamos, sino que existen numerosos factores al margen que la marcarán notablemente. Por ese motivo, los enfoques tradicionales de salud se centraban principalmente en el individuo, confiando en que, si transmitíamos la suficiente y adecuada información, la persona cambiaría para adquirir unos hábitos más saludables.

De entre los ejemplos más clásicos que se utilizan para visibilizar esta teoría podríamos centrarnos en uno de los más evidentes: los casos de personal sanitario que fuma o que no come sano. Si una persona ha dedicado toda su vida a formarse e informarse sobre los efectos que tienen ciertas prácticas para la salud, ejerce su profesión día a día y, aun así, no incorpora esas recomendaciones en su rutina, nos topamos ante una clara evidencia de que hay mucho más que tener en cuenta que la información de la que disponemos.

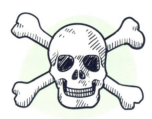

Por ese motivo las personas llegamos incluso a planificar comportamientos que sabemos de antemano que no son saludables, como asistir a fiestas en las que se producen borracheras o excesos.

AMBIENTE OBESOGÉNICO

Durante mucho tiempo se ha intentado definir el origen de la obesidad con una ecuación insultantemente simplista:

«La obesidad se produce porque se ingieren más calorías de las que se consumen».

Sin embargo, este es simplemente el último eslabón de una cadena mucho más compleja, y alude exclusivamente a lo que sucede en el individuo en el plano metabólico.

Señalar que la causa de la obesidad es una mera cuestión de calorías sería como afirmar que la pobreza surge por tener poco dinero sin atender a los factores sociales, políticos y económicos que determinan su aparición.

En este sentido, definimos a nuestro entorno como un «ambiente obesogénico» porque muchos de los factores de nuestra sociedad facilitan la aparición de esta epidemia:

- **Distribución de alimentos**: alta disponibilidad de productos malsanos.
- **Entorno laboral**: poco tiempo para comprar o para cocinar.
- **Educación**: comedores escolares poco saludables. La educación alimentaria recibida durante la infancia es prácticamente inexistente.
- **Sanidad**: atención nutricional deficiente y formación escasa del personal sanitario, lo que provoca que tanto la prevención como el tratamiento sean poco eficientes.
- **Economía**: materias primas ultraprocesadas y muy baratas.
- **Restauración**: alta oferta de opciones poco saludables.
- **Legislación**: excesiva permisividad con el etiquetado o la publicidad, entre otras. La industria alimentaria ejerce como un *lobby*.
- **Medios de comunicación**: tratamiento poco riguroso sobre la alimentación. Abundancia de mitos y desinformación.

Ante todo este panorama, es más que comprensible que el simple hecho de dar información a las sociedades no siempre sea suficiente para lograr cambios en las mismas.

Aunque lo que hemos comentado hasta ahora es exclusivamente relativo a la alimentación, los ambientes poco saludables también alcanzan otras dimensiones, ligadas a la contaminación, al estrés, al desempeño laboral o a la salud mental.

El ambiente obesogénico es el responsable parcial de que no podamos culpabilizar únicamente a las personas por las patologías adquiridas que sufren. Es el contexto el que explica en último término, por ejemplo, que las personas se vuelvan obesas y que esta condición esté muchas veces fuera del control del individuo. Por ese mismo motivo, es injusto culpabilizar a la víctima o asumir prejuicios como que las personas que sufren ciertas enfermedades relacionadas con la alimentación son «personas con poca fuerza de voluntad» o «personas con poco autocontrol».

Al igual que en el capítulo anterior pudimos ver que, debido a todas las trabas que se nos presentan, el consumidor no tiene toda la responsabilidad de introducir en su carro de la compra un producto malsano, tampoco seríamos justos si señaláramos como responsable únicamente al individuo de forma aislada solo porque él es quien ejecuta la última acción de esta cadena.

La compra de un producto o su consumo son solo la punta del iceberg de todo el ambiente obesogénico. Pero antes de llegar a esta cumbre, ha tenido lugar un proceso muy profundo que nos ha llevado a realizar una mala elección concreta bajo una falsa sensación de «libre albedrío».

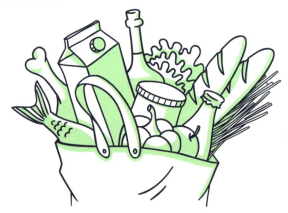

Informar a las personas de que el azúcar libre no es saludable o de que el consumo de refrescos no es sano no será una medida suficiente para lograr reducir o eliminar su consumo. Es muy complicado que esta información verídica tenga efecto por sí misma si el resto de los pilares del ambiente obesogénico no se modifican. Algunas de las malas prácticas que se dan respecto a este ámbito son:

- **DISTRIBUCIÓN DE ALIMENTOS:** alta disponibilidad de máquinas de *vending* en diferentes lugares del entorno. Propuestas dulces en muchas localizaciones.

- **ENTORNO LABORAL:** suele haber numerosas máquinas de café con azúcar o máquinas de refrescos.

- **EDUCACIÓN:** algunos centros también están provistos de máquinas de *vending*. Permiten al alumnado llevar refrescos al centro escolar. Se organizan fiestas, premios y eventos en los que pueden consumirse estos productos.

- **SANIDAD:** máquinas de *vending* en hospitales. Pautas desactualizadas en las que se prescriben refrescos para dolores de barriga, dieta blanda o incluso dulces en el menú hospitalario.

- **ECONOMÍA:** Precio del azúcar muy barato, materia prima con un gran margen de beneficio.

- **RESTAURACIÓN:** alta oferta de postres dulces, salsas azucaradas y refrescos en las comidas.

- **LEGISLACIÓN:** la industria alimentaria ejerce como *lobby* evitando y amortiguando medidas como la tasa de los refrescos.

- **MEDIOS DE COMUNICACIÓN:** tratamiento poco riguroso del tema, publirreportajes que vinculan al azúcar con el rendimiento mental o con el desayuno ideal.

LOS SABOTEADORES SOCIALES

Dentro de este ambiente, nos encontramos no solo con que algunas partes de su estructura dificultan la adquisición de hábitos saludables, sino también con que las personas que nos rodean —educadas a su vez en este mismo sistema—, se convierten de manera involuntaria en perpetuadoras de las directrices que lo conforman.

Un sistema invisible que sabotea muchas de nuestras acciones saludables:

- En el que elegir de forma saludable en un restaurante te hace sentirte cuestionado.
- En el que se ejerce presión social sobre quien no bebe alcohol.
- En el que se te mira raro si pides adaptaciones para tus platos.
- En el que la lactancia materna es muchas veces cuestionada.
- En el que se equipara la comida saludable con algo «aburrido».
- En el que no se facilitan ni se priorizan opciones saludables en ningún ámbito.
- En el que el ocio es directamente opuesto al concepto de «salud».

En definitiva, un sistema en el que, al salirnos de la norma, varios focos aparecen sobre nuestra persona cuestionando por qué pretendemos cambiar las cosas, incluso aunque solo sea cambiarlas para nosotros mismos.

En un proceso de cambio de hábitos, te encontrarás cuestionamientos y zancadillas constantes. Es importante prepararse para ellos y no frustrarse.

En lugar de buscar confrontaciones, busca aliados sociales e intenta sumarlos a tu cambio. No solo ayudarán a que tu proceso esté más «normalizado», sino que también tendrás una persona a la que «rendir cuentas», y eso es una motivación más en el camino.

CREANDO UNA BURBUJA DE SALUD

En los últimos años hemos sumado muchas más evidencias científicas acerca de cómo la construcción de ambientes y entornos saludables —como, por ejemplo, los cambios internos en el hogar, en el trabajo o en el centro de estudios—, pueden ser más determinantes en el tránsito hacia una alimentación más saludable de lo que se pensaba.

Si reparamos en patrones básicos, veremos, entre otros, que para comer fruta es más importante y trascendente tener un frutero lleno en casa que saber que comer fruta de postre es sano.

Otro abordaje podría ser el de un colegio que quisiera reducir la cantidad de refrescos consumidos entre su alumnado. En ese caso sería más trascendente instalar fuentes de agua potable o no permitir máquinas de *vending* en el propio centro que dar una charla sobre los peligros de los refrescos azucarados.

Los enfoques ambientales buscan un cambio de paradigma, una modificación de lo que nos rodea que sirva como estímulo que nos empuje a actuar de manera saludable.

Es más, aunque pueda parecernos utópico, se puede seguir una vida saludable sin ni siquiera ser consciente de ello. Un paso para lograrlo sería el de educar a niños y a jóvenes en un entorno en el que se ha normalizado la actividad física o la alimentación saludable.

Construir un ambiente saludable es algo complejo que parte de un problema de raíz basado en su mayoría en factores sociales y educacionales. Como hemos visto, nuestro entorno obesogénico tiene cantidad de variables que no ayudan a tener buenos hábitos y es prácticamente imposible cambiarlas todas. Algunas no dependen de nosotros mismos en exclusiva —como la legislación o la publicidad de la calle—, y otras son esquemas o constructos sociales que tardan años en modificarse —como la concepción de que comer sano es una vía para conseguir resultados estéticos, no de salud—. Por lo tanto, debemos actuar a pequeña escala para crear el ambiente más saludable posible de forma global.

En síntesis, no debemos aislarnos para conseguir cambios positivos en nuestra rutina alimentaria, sino que debemos salir bien preparados al entorno «hostil» para minimizar su influencia.

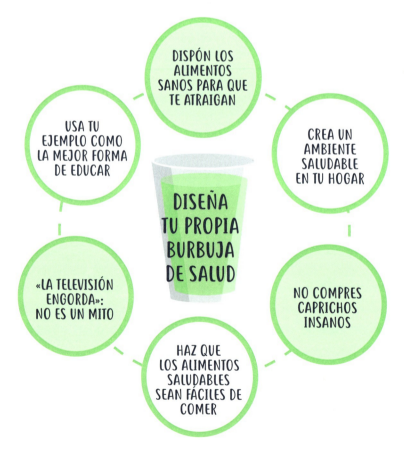

La disponibilidad de alimentos

Dentro del diseño de nuestro ambiente, la disponibilidad marca una condición necesaria para que se dé una conducta saludable o poco saludable:

- Para **comer alimentos sanos** debemos tenerlos a nuestra disposición.
- Para **comer insanos** solo debemos estar expuestos a ellos.

Ya hemos visto en los anteriores capítulos lo importante que es realizar una compra responsable. Si seguimos los paradigmas de una compra saludable, tendremos bajo control la mayor variable de exposición de alimentos en nuestro entorno.

De entre todos los ambientes, la casa y el trabajo/centro de estudios son los dos lugares en los que pasamos más horas. Se estima que estamos bajo techo entre el 80 y el 90 % de nuestro tiempo. De modo que, si tenemos que elegir los lugares en los que empezar el cambio, tenemos clara la respuesta.

Ambiente saludable en el hogar

Un hogar saludable (dietéticamente hablando) será aquel que disponga de los alimentos necesarios para facilitar a sus habitantes una alimentación adecuada.

No compres caprichos insanos

Ya tenemos más que suficiente con las diferentes complicaciones e imprevistos que nos surgen y que pueden complicar nuestra dieta. Por tanto, no tiene sentido que además contribuyas a incluir en tu hogar de manera planificada alimentos poco saludables.

Intenta comprar solo alternativas que sean aceptables y deja para otros momentos esas elecciones que se salen de lo previsto. Es fácil que acabemos teniendo planes en entornos que no podemos controlar: una invitación a una casa ajena o una comida/cena fuera de casa. Esos momentos ya aparecen solos, no los generes también en tu hogar.

Evita, por lo tanto, comprar *pizzas* congeladas «por si acaso» o tener refrescos «por si vienen invitados».

Si por cualquier circunstancia excepcional te ves obligado a adquirir estas alternativas, intenta hacerlo en las cantidades previstas y no almacenar el excedente en tu nevera.

Haz que los alimentos saludables sean fáciles de comer

A priori podríamos pensar que con hacer una compra saludable es suficiente, pero hay otras cuestiones ambientales que también pueden facilitarnos nuestro cambio de hábitos.

Pensemos, por ejemplo, cómo en muchos restaurantes a los comensales les da pereza o les causa incertidumbre pedir fruta porque van a tener que pelarla o porque les va a suponer un proceso embarazoso si se manchan, salpican… Ya no es que los dulces sean lo más intenso en cuanto a sabor, sino que, además, lo más cómodo es acabar pidiendo un postre de cuchara.

Si, por ejemplo, tenemos frutos secos en tarros accesibles en nuestra despensa, el proceso de cambio será mucho más fácil.

Hay estudios científicos que muestran cómo los deportistas comen mucha más fruta después de un entrenamiento si la encuentran partida y si es fácil de consumir (por ejemplo, pinchándola con palillos).

Tenemos que combatir la facilidad que supone abrir y beberse un batido para merendar. ¿Cómo? Primero, no teniendo batidos en casa, y segundo, teniendo al alcance de nuestra mano alternativas que sean igual de sencillas.

MIS FAVORITOS

CORTAR FRUTAS GRANDES Y DEJARLAS EN EL FRIGO:
Algunas frutas —como puede ser el caso de la sandía, un melón o una piña—, requieren tiempo de preparación antes de ser consumidas. Si cuando compras este tipo de frutas las cortas y las dejas peladas en un *tupper*, será mucho más fácil comerlas de modo instantáneo y siempre dispondrás de una alternativa saludable en el frigorífico para picar entre horas.

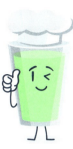

Si, además, le echas un chorro de limón a la pieza cortada, harás que se oxide menos.

«La televisión engorda»: no es un mito

Más allá de la típica frase de «la televisión engorda», refiriéndose al aspecto de las personas que aparecen en ella, tenemos datos que nos demuestran que la televisión es un factor de riesgo de sobrepeso y de una peor dieta.

Esto no se debe exclusivamente al sedentarismo producido al estar quietos viendo una pantalla, sino a que durante el visionado de la misma aparecen anuncios que nos venden productos malsanos que luego tendemos a comprar. Los estudios existentes, especialmente en los casos relativos a niños y a adolescentes, muestran cómo las horas de televisión son más perjudiciales que las de ordenador por estos motivos, y también cómo, a posteriori, aparece una predisposición mayor a comprar los productos anunciados.

Lo que deducimos de toda esta información es que la publicidad efectivamente funciona e invade nuestra mente con ideas que harán que la consecución de una dieta saludable no sea tarea sencilla.

El ejemplo como la mejor forma de educar

Una vez que hemos comprendido que la información no es suficiente y que el ambiente determina gran parte de nuestra conducta, es hora de profundizar en cómo las acciones de otras personas influyen en nuestras decisiones.

En este sentido, debemos tener en cuenta que la forma de actuar de quienes nos rodean será una variable que afectará notablemente a nuestro comportamiento.

A la obesidad, por ejemplo, también se la conoce como una enfermedad «contagiosa», ya que muchas veces incorporamos de forma inconsciente a nuestra rutina las malas conductas de las personas de nuestro entorno: actividad física, horas de estudio, alimentación, aprecio por la lectura…

Las posibilidades de perpetuar los hábitos de vida y, por tanto, los problemas de salud de aquellos que conviven con nosotros son altísimas (entre un 70 y un 90 % de los casos de obesidad en adolescentes continúan en la edad adulta). De modo que un niño con malos hábitos de vida será, con mucha probabilidad, un adulto con malos hábitos.

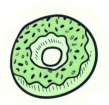

Aunque la obesidad tiene un componente genético, el hábito dentro de la propia casa es mucho más determinante en la obesidad familiar. Importan más los alimentos y las rutinas que se perpetúen que los genes compartidos. El motivo por el que tantos padres y madres obesos tienen descendencia obesa es, precisamente, que comparten gran parte de la dieta en casa.

Durante el transcurso de mi tesis también pude estudiar cómo los niños y los adolescentes tienen hábitos dietéticos contagiosos, influyéndose tanto en el rechazo como en la aceptación de los alimentos. En este sentido, es una buena idea servir los alimentos sanos a aquellas personas que suelen tener buenas reacciones ante ellos para evitar rechazos en la mesa. Así se normaliza la situación y la incorporación de estas opciones en la dieta diaria.

Un niño puede comer de forma saludable sin ni siquiera saberlo. Las personas acabamos interiorizando los hábitos del entorno que nos rodea. De este modo, si queremos crear en nuestro hogar gusto por una alimentación saludable, será tan sencillo como rodearse de opciones sanas y aceptarlas de forma normalizada.

¿CÓMO ELEGIR LOS PASOS QUE DAR?

Hay tantas cosas que se pueden cambiar y los cambios pueden ser tan variados que es interesante hacer un ejercicio de observación propia para identificar qué medidas nos conviene más modificar en nuestro día a día. Un primer abordaje interesante sería el de identificar dentro de nuestras acciones poco saludables lo siguiente:

- **FRECUENCIA DE LA ACCIÓN: ¿CUÁNTAS VECES ME ENFRENTO A ESA SITUACIÓN?**
- **REPERCUSIÓN REAL PARA LA SALUD: ¿QUÉ CONLLEVA MANTENER/EVITAR ESA ACCIÓN?**
- **SIGNIFICANCIA: ¿QUÉ ME PROVOCA MANTENER/EVITAR ESA ACCIÓN Y CUÁLES SON SUS IMPLICACIONES?**

Analizando acciones poco saludables

FRECUENCIA	REPERCUSIÓN	SIGNIFICANCIA
Desayuno a diario galletas, es algo que nunca me había planteado.	Acabo de descubrir que esta acción tiene un efecto negativo para mi salud, ya que no son tan sanas como yo pensaba.	No les tengo un especial aprecio, por lo que podría sustituirlas por cualquier otra cosa.
Me gusta tomarme una onza de chocolate después del café de cada comida.	El chocolate que escojo tiene bastante azúcar, aunque únicamente consumo una onza.	Es algo importante para mí antes de ponerme a trabajar y lo quiero mantener.
Cada verano me junto con compañeros de la universidad para celebrar una barbacoa.	Sé que las barbacoas no son saludables y que deberían minimizarse.	Para mí es un momento especial al que no puedo faltar. Tampoco quiero estar pendiente de mi dieta ese día, me apetece desconectar y disfrutar de la compañía.

Tras analizar los ejemplos de la tabla podríamos sacar tres hojas de ruta para iniciar un nuevo camino:

1. Vale la pena cambiar ese desayuno cuanto antes. Es una cantidad de alimento importante ingerida a diario y a la que, además, nada nos ata. Podríamos sustituirla fácilmente por otra elección más saludable e igualmente placentera.

2. Podemos mantener esa rutina frecuente, pero deberíamos escoger un buen producto: una versión que sea saludable, con poco azúcar y alto contenido en cacao.

3. Es un acto social que sucede una sola vez en todo el año y que es importante para nosotros, podemos simplemente «asumir» que haremos elecciones negativas ese día, o plantearnos llevar preparadas algunas alternativas saludables: verduras para las brasas, aperitivos saludables o cócteles sin alcohol.

Precisamente cuando se acude a un dietista-nutricionista se evalúa de manera conjunta qué es más pertinente cambiar. Tener esa visión externa ayuda mucho a identificar qué acciones emprender, dado que no siempre somos capaces de detectarlas por nosotros mismos ya que nuestras expectativas suelen estar bastante alejadas de la realidad.

Es frecuente encontrarnos en nuestras consultas a personas que consumen varios vasos de vino o de cerveza a diario, y que nunca lo han percibido como un problema. Lo mismo ocurre con el consumo continuado de cereales de desayuno o de embutido.

Otro ejemplo muy común son aquellas personas que quieren cambiar sus hábitos empezando por modificar los elementos menos trascendentes de los mismos, como puede ser la suplementación. Debido a las estrategias comerciales, hay muchas personas que creen que para empezar a adelgazar o para ganar músculo hace falta algún suplemento.

La rutina

Nuestro estado de salud es el resultado de muchas variables, de muchos momentos. Las personas no desarrollan de la noche a la mañana problemas nutricionales por comer de forma poco saludable puntualmente, sino que estos problemas se deben a un mantenimiento de hábitos de vida perjudiciales a lo largo del tiempo.

Esa «ocasionalidad» o «moderación», que es tan engañosa y complicada de medir, es la que muchas veces se subestima y la que acaba desencadenando los problemas de salud reales relacionados con la alimentación.

Por ese motivo, nuestro día a día debe estar marcado por acciones saludables de forma rutinaria y continuada, y no excepcional. Por ello, escoge y prioriza mejorar las acciones negativas que más se repitan en tu día a día y comienza a cambiarlas.

Querer tener una cena de Nochebuena saludable o una comida de Navidad adecuada no es la prioridad. Es, sin duda, una idea fantástica y un buen momento para dar ejemplo. Pero, a lo mejor, no es el día idóneo para empezar a cambiar nuestra alimentación.

Sería como ver el último capítulo de una serie en versión original sin subtítulos, después de haberte pasado siete temporadas disfrutándola en castellano, porque de pronto te apetece aprender idiomas. Elige qué batallas librar y qué momentos son los adecuados para hacerlo.

- Primero en casa (o en tu rutina).
- Luego fuera de casa.
- Y, por último, durante los eventos excepcionales.

Ten claro cuáles son los alimentos menos sanos que estás tomando

De entre todas las opciones que hemos aprendido a identificar, es importante ser conscientes de cuáles debemos cambiar de forma prioritaria debido a su efecto negativo para nuestra salud.

Tendremos muchos alimentos por los que empezar, así que es preferible ir retirando los menos sanos y avanzar de forma paulatina para garantizar la adherencia de estas nuevas decisiones saludables a nuestra dieta.

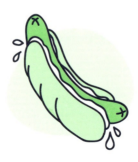

Por ejemplo, si estás desayunando bollería a diario y todos tus bocadillos son de pan blanco con embutido, estos serían dos grandes escollos que deberías afrontar cuanto antes.

Frente a estas dos rutinas negativas, el hecho de que echemos media cucharadita de azúcar al café será casi un dato sin importancia.

Prioriza y selecciona los hábitos con más repercusión.

Identifica prácticas de riesgo

Aunque sea poco frecuente, no se puede subestimar el efecto que tiene en nuestra salud someterse a momentos especialmente agresivos.

Dentro de las dietas milagro o de la cultura de los excesos, muchas veces se transmite o se cree que los atracones o los abusos de una manera puntual y concreta no tienen gran importancia. Sin embargo, no es así. Las grandes comilonas o las borracheras tienen una mayor repercusión en nuestra salud que la de un consumo equivalente de estos productos de una forma más espaciada en el tiempo.

Un atracón de dulces en un momento de flaqueza es peor que tomar esa misma cantidad de dulce de forma repartida durante toda la semana.

Una borrachera de fin de semana es peor que la ingesta de la misma cantidad de alcohol dosificada en varios días.

¿CÓMO CAMBIAR CON ADHERENCIA?

Una de las principales características que explica y predice si un proyecto de cambio en nuestra alimentación tendrá éxito es la adherencia. Esta es mucho más importante que una dieta perfectamente diseñada, y va más allá de una óptima elección de los alimentos y de sus cantidades.

Lo que va a marcar la diferencia entre el éxito y el fracaso de nuestro cambio de hábitos es podernos adherir o no a una pauta positiva determinada. Es preferible, por tanto, incorporar cambios que seamos capaces de mantener en el tiempo y no embarcarnos en un plan demasiado ambicioso que sea imposible mantener.

Esto nos lleva también a deducir que nunca existirá «la dieta perfecta», porque esta depende del individuo y del contexto. Por tanto, nunca estará en un libro, en una revista ni tampoco en internet, porque no se trata de un abordaje que haya que seguir. Es justo lo contrario: la dieta debe adaptarse a la persona y dar respuestas a sus particularidades.

A día de hoy no tiene sentido tratar de encontrar mejores dietas para la población de un modo global. En todo caso, lo que sí sería eficiente es tratar de profundizar en los tratamientos de dietoterapia de diferentes enfermedades y averiguar cómo aparecen otras menos conocidas.

Pero ¿tiene sentido investigar de cara a la población en general? No, no es la prioridad. El motivo es sencillo: ya sabemos lo que debemos comer para estar más sanos. El reto es encontrar mejores formas de transmitir la información de la que disponemos y conseguir así que la gente coma de un modo acorde con su realidad, circunstancias y necesidades.

Si no sueles comer verduras, puede que sea irreal para ti comenzar a comer dos raciones cada día (en la comida y en la cena). Plantéate primero qué otros hábitos saludables puedes incorporar a tu rutina y cuáles deberías eliminar por completo. Adáptate a lo que necesitas.

Una vez que has identificado qué hábitos deberías cambiar en tu dieta, lo ideal sería hacer una hoja de ruta que te ayude a implementar ese cambio.

Algunos ejemplos para mejorar rutinas poco saludables en personas que no quieren hacer grandes modificaciones en su rutina diaria pueden ser los siguientes:

¿QUÉ HÁBITO POCO SALUDABLE ACARREO?	¿QUÉ ESTOY DISPUESTO A HACER PARA CAMBIARLO?	¿QUÉ NO ESTOY DISPUESTO A HACER?	MEDIDAS A CORTO PLAZO	OBJETIVOS A MEDIO PLAZO
Consumo demasiados refrescos edulcorados.	Reducir la cantidad de los mismos.	Eliminarlos cuando estoy fuera de casa.	No comprar tantos; como mucho, dos a la semana.	Consumirlos solo fuera de casa.
Como pan blanco en todas las comidas.	Comer pan integral en sustitución del refinado.	Comer sin pan en algunas comidas.	Comprar pan cien por cien integral.	Comer pan cien por cien integral solamente en comidas concretas.
Consumo demasiado embutido.	Reducir el consumo.	Abandonarlo por completo.	Dejar de prepararme las tostadas y los bocadillos siempre con embutido.	Comer embutido solo en ocasiones especiales.
Bebo alcohol cuando salgo de fiesta.	Beber menos cantidad.	Renunciar a las copas cuando salgo.	Tomar una copa como mucho.	Probar bebidas alternativas al alcohol cuando salgo de fiesta.

Todos estos supuestos son poco ambiciosos. Lo ideal es que el objetivo final fuese tender a un consumo lo más bajo posible de todos ellos: reducir nuestra ingesta de harinas refinadas, embutidos, refrescos, bebidas alcohólicas…, quedando todo relegado a un consumo anecdótico de forma esporádica.

En síntesis, debemos interiorizar que lo más importante de este proceso es:

- **ANALIZAR QUÉ CONDUCTAS INSANAS ACARREAMOS.**
- **PRIORIZAR CUÁLES DEBERÍAMOS CAMBIAR.**
- **CONSIDERAR EN QUÉ MEDIDA PODRÍAMOS MEJORAR SIN PERDER ADHERENCIA.**
- **MARCARNOS UNA HOJA DE RUTA PARA CONSEGUIRLO.**

CAPÍTULO 6:
ELABORANDO TU PROPIO MENÚ

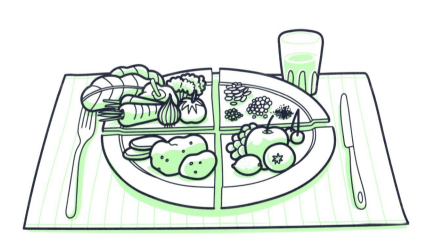

Estructurar un menú adecuado es tan sencillo y lógico como distribuir una serie de comidas saludables a lo largo del día. Sin embargo, para muchas personas supone un quebradero de cabeza, bien por falta de ideas, por encontrarse estancada en las mismas recetas de siempre o porque su entorno no les facilita esta tarea.

El primer paso que hay que tener en cuenta a la hora de elaborar nuestro propio menú sería tratar de comprender la unidad básica que lo va a conformar. Esto es: una ingesta saludable. Para poder estructurarlo y organizarlo mejor a gran escala, haremos una distinción básica:

- **COMIDAS PRINCIPALES.**
- **COMIDAS SECUNDARIAS.**

Detengámonos un momento a analizar lo que supone y conlleva una ingesta saludable, porque el objetivo de este apartado no debe limitarse tan solo a dar recursos e ideas para realizar comidas sanas, sino que su cometido será ayudarte a que puedas desempeñar este proceso adaptándolo en la medida de lo posible a tu realidad individual y a tus propias necesidades. La pretensión es llegar a una rutina que no tenga fecha de caducidad y que se pueda seguir y disfrutar toda la vida. Ese es el concepto adecuado de «dieta», alejado de toda connotación negativa, restrictiva o de sufrimiento injustificado.

En este capítulo vamos a abordar las ingestas principales del día, que, culturalmente, van a ser la comida y la cena. Es importante insistir en que esta justificación responde únicamente a un aspecto costumbrista y sociocultural, que es el que sigue la mayoría de la población, pero que podría ser aplicable a cualquier comida principal independientemente del horario en el que se tome.

COMIDAS PRINCIPALES SALUDABLES

Consideramos «comida principal» aquella que se realiza una o dos veces al día y que tiene gran importancia en nuestra dieta por incluir un mayor número de alimentos que las comidas secundarias. Debido a su frecuencia y magnitud, repercutirá de un modo muy destacable en nuestra salud, dado que representa nuestro principal aporte energético y nutricional. Además de lo anterior, también vertebra nuestra relación con la comida y regula nuestra rutina, ya que le dedicamos gran parte de nuestro tiempo y genera momentos en los que entran en juego otros aspectos clave como los sociales o los culinarios.

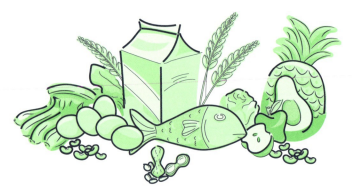

En definitiva, las comidas principales son esos momentos en los que nos sentamos «a comer de verdad» y no tanto a «tomar algo» de manera rápida.

Para construir una comida principal saludable vamos a tomar como referencia la guía más completa que se ha diseñado para tal efecto. Se trata del El Plato para Comer Saludable de Harvard, una propuesta que nos presenta una estructura que no habla de cantidades, sino de cómo debería estar diseñada nuestra comida a grandes rasgos.

Es importante no confundir este plato de Harvard con otras guías alimentarias que usan el plato como referencia base. Un ejemplo es el plato del Departamento de Agricultura de Estados Unidos (USDA, por sus siglas en inglés), que es muy parecido al de Harvard, solo que en el lugar de «agua» aparece «lácteos», no se especifica que los cereales tengan que ser integrales y no se incluyen los aceites saludables. Tres diferencias verdaderamente notables que convierten a esta otra guía alimentaria en una directriz poco recomendable para el contexto en el que nos encontramos.

Por desgracia, en nuestro entorno se ha extendido una guía mucho más controvertida: la Pirámide Alimentaria. Ya hemos desmontado sus premisas bloque a bloque en *Mi dieta cojea*, y hemos averiguado con nuestro análisis que, a día de hoy, se ha quedado muy obsoleta, siendo sustituida y actualizada por diferentes organismos.

PLATOS ÚNICOS

Por lo general, nuestro plato suele contener más carencias que virtudes. Por norma general, el sector de las verduras no tiene el protagonismo que se merece. No se consumen en todas las ingestas, y si se hace es en cantidades mucho menores que las recomendadas.

El agua tiene que entrar en batalla con otros competidores, tales como bebidas alcohólicas o refrescos azucarados.

Las fuentes proteicas son poco variadas y hay un predominio de carne, con un excesivo y preocupante consumo de carne roja procesada. Además, sigue en pie el dogma de «carne o pescado para comer y cenar», el cual no deja demasiado espacio a alimentos que nos aporten otros nutrientes esenciales o proteínas de otra índole.

Los cereales que consumimos son eminentemente refinados, hay muy poca presencia de las versiones integrales, y, si la gente las compra, no siempre contienen una verdadera formulación integral. El consumo de pasta, arroz, harina y pan blanco está más que instaurado, y constituye el principal aporte energético de la dieta occidentalizada.

La fruta no es el postre de referencia, y muchas veces se ve desplazada por dulces y lácteos procesados. Además, las comidas suelen finalizarse con café, té o infusiones azucaradas y, en el peor de los casos, con dulces o chocolates.

En definitiva, nuestras comidas principales suspenderían el examen de una dieta saludable y casi en ningún caso cumplen adecuadamente las directrices de una ingesta adecuada.

Elaborando un plato saludable: de la teoría a la práctica

Es bueno tener referentes a la hora de organizar nuestra dieta, sin embargo, en ocasiones podría metérsenos inconscientemente en la cabeza la idea de que debemos escoger únicamente un ingrediente por grupo.

El primer acercamiento intuitivo suele suponer un abordaje «aburrido» en el que se encuentran una suma de ingredientes algo abstractos y no una receta apetitosa o una propuesta atractiva.

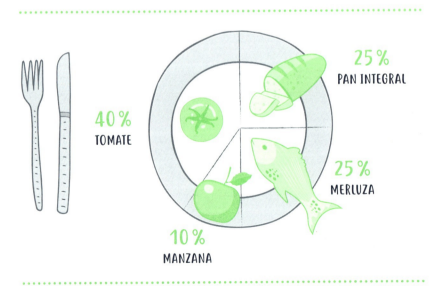

Estas primeras propuestas, aunque son muy visuales y didácticas, no conforman los mejores ejemplos para una alimentación cotidiana. Suelen ser distribuciones que encontramos en las redes sociales o materiales divulgativos que quieren lanzarnos de un solo vistazo las proporciones de los grupos nutricionales que deberían estar presentes en nuestro plato.

Sin embargo, un plato saludable no es únicamente la unión por separado de varios alimentos de esos grupos, sino que cada uno de estos grupos o sectores puede (y debe) ser la combinación de varios ingredientes. No hay que elegir solo una verdura, sino que podemos mezclar; y, por supuesto, también podemos realizar una preparación con esa misma mezcla.

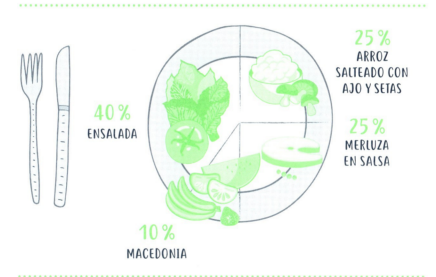

- El tomate se transforma en ensalada.
- El pan integral se sustituye por un plato de arroz.
- A la merluza le ha aparecido una salsa que la acompaña.
- La manzana ahora está conviviendo con otras frutas dentro de una macedonia.

En esta propuesta algo más ambiciosa culinariamente hablando, sigue existiendo la proporción entre los grupos de alimentos, pero hemos dejado de tener un solo alimento por grupo para conseguir una elaboración final con más sentido.

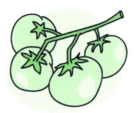

El menú resulta mucho más apetecible, pero sigue evocando esa sensación de mosaico en el que no todos los elementos están integrados. Además, puede que no queramos ni convenga realizar cuatro elaboraciones diferentes para cada una de nuestras comidas.

Trasladándolo a la realidad: 1.er plato + 2.º plato

Una vez comprendida la estructura de un plato saludable, lo realmente importante es adaptarlo a las circunstancias del día a día, trasladarlo a un supuesto real.

La estructura de un menú concebido como primer y segundo plato no es la única que podemos adoptar, pero sí que es la más extendida en nuestro entorno social.

Es muy extraño encontrar preparaciones gastronómicas que nos aporten únicamente un grupo de alimentos, de modo que podemos preparar platos de nuestra gastronomía que combinen varios alimentos diferentes y, consecuentemente, buscarles una combinación efectiva.

- En este ejemplo tenemos un único plato de ensalada que nos aportará las verduras y la fruta necesarias.
- Y un segundo plato de arroz que lleva tanto hidratos de carbono (cereales), como la proteína a partir del garbanzo (legumbre).

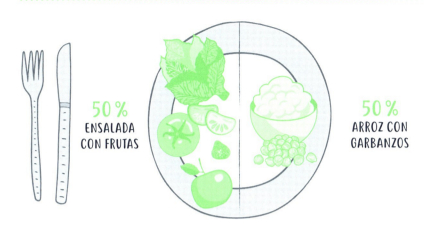

Interiorizar este paso es esencial para poder crear menús coherentes en cuanto a distribución de alimentos. De esta manera sabemos que un menú que contenga:

- **Primero**: pasta con carne picada y tomate
- **Segundo**: filete de lomo con patatas

Será un ejemplo de menú que cojea bastante. Cumple todas esas características típicas de las que hablábamos antes: exceso de carne, harina refinada, poca verdura y legumbre... Cabe recordar que el tomate de una salsa no es el equivalente a una ración de verduras, y que si, además, es el de una salsa comercial envasada, seguramente contendrá aceite de girasol.

Tenemos dos aportes diferentes de hidratos (la pasta y las patatas); y dos raciones proteicas procedentes de la carne. En resumen, un mal menú: incoherente y poco saludable.

Estos dos platos no son un buen ejemplo de receta saludable, pero si quisiésemos mantenerlos en un menú, podríamos amortiguar su efecto logrando que quedasen mejor complementados:

- **Primero**: pasta con carne picada y tomate
- **Segundo**: parrillada de verduras y setas
- **Postre**: fruta

En el caso de mantener la otra opción:

- **Primero**: ensalada de verduras y hortalizas
- **Segundo**: filete de lomo con patatas
- **Postre**: fruta

De esta forma conseguiríamos un menú más «compensado» y no tan perjudicial, dado que solo hemos mantenido uno de los platos poco recomendables.

Puede que para muchas personas este sencillo paso sea el inicio del cambio. A pesar de su fácil apariencia, no debemos subestimarlo, ya que puede suponer un primer escalón difícil de conquistar. Debemos ir paso a paso y tratar de mejorar con cada adaptación que incorporemos, pero no podemos dejar de valorar que no hemos conseguido un menú saludable al cien por cien. Solo lo hemos hecho en un 50 %.

La falta de regularidad a la hora de incorporar comidas saludables nos ha hecho muchas veces creer que un plato saludable compensa a otro poco recomendable. Y no es así.

La verdura de la ensalada en la cena no «anula» el bocadillo de salchichón que nos hemos tomado en la merienda.

Y comer sardinas con pimiento no «anula» las natillas que nos comeremos en el postre.

Plato único como mezcla de todo

Tomar un primero, un segundo y un postre en una comida principal suele ser una propuesta de mantel, pero no siempre cocinamos en dos tandas en nuestra rutina diaria debido a la pereza o a la falta de tiempo. Es más, cada vez es más común en nuestro entorno que la gente coma en cada comida principal un plato único que pueda contener todos los grupos alimentarios presentes en primero, segundo y postre.

Una acción sencilla para lograr la conquista de varios grupos a la vez en un plato único será utilizar las legumbres más a menudo en nuestras recetas. De este modo estaremos cubriendo dos sectores a la vez: tanto el de las proteínas como el de los hidratos de carbono.

Por ejemplo, si a una ensalada convencional compuesta solo por verduras u hortalizas le añadimos una ración de garbanzos, tendríamos en un plato único todo el esquema cubierto.

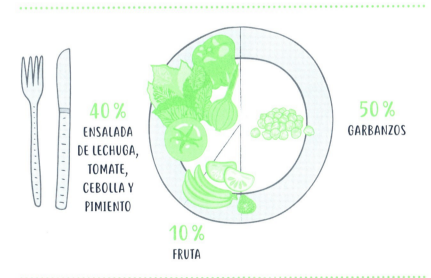

Otra alternativa saludable son la mayoría de los platos tradicionales de cuchara. Estos, por lo general, son contundentes en sí mismos y constituyen una ingesta equilibrada. Si los preparas en sus versiones más saludables y ligeras, tendrás una amplia variedad donde elegir. Algunas ideas básicas serían:

- Lentejas guisadas.
- Potaje de garbanzos y bacalao.
- Espinacas con garbanzos.
- Alubias o fabada con verduras.
- Alubias con almejas.
- Guisantes con huevo.

NO ESTÁ JUSTIFICADO AFIRMAR QUE LAS LEGUMBRES NO TIENEN PROTEÍNA COMPLETA

Primero, porque algunas de ellas sí que contienen todos los aminoácidos esenciales, cuya calidad se equipara a los de la carne, el huevo o el pescado. Este es el caso de la soja, los garbanzos y el de algunas judías.

Segundo, aquellas a las que les falta cierta cantidad de algún aminoácido no suponen ningún problema para nuestra dieta, dado que con una ingesta variada de otros alimentos durante el resto del día complementaremos esa porción restante.

Este prejuicio hacia las legumbres, sin embargo, no se ha extendido a otros productos de origen animal en los que sí que estaría justificado señalar que no contienen proteína completa. Es el caso de derivados como las salchichas, los *nuggets* o el *surimi*. Alimentos que son entendidos en muchos hogares como sustitutos de la carne y del pescado, y que, además, no son saludables.

¡EL MITO! Es curioso el pesado yugo con el que tienen que cargar algunos alimentos de manera desproporcionada y absurda, y cómo otros, que son realmente nocivos, salen impunes de este juicio injusto.

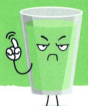

¿Y si no cumplo el plato a rajatabla?

No pasa nada, estas premisas que estamos manejando son solo una orientación de cómo debería ser la ingesta principal, pero habrá que compararlas y compensarlas con las comidas del resto del día y de la semana.

Dentro de los márgenes de flexibilidad y variabilidad que nos da un plato saludable, intenta que al menos se cumpla el siguiente compromiso de mínimos:

- Si tienes que sacrificar algún sector, que sea el de los cereales, ya que su sustitución mediante otras ingestas es la más sencilla. Es preferible que comas verdura + proteína o proteína + fruta.
- Si la ración de verduras no puede ser tan grande, al menos acostúmbrate a incluir un porcentaje de verdura en cada comida.
- Intenta comer primero los alimentos más saludables para garantizar así su ingesta y no llenarte antes con alimentos más prescindibles. Además, en caso de que luego no quieras comer más, no te habrás dejado lo importante en el plato.
- El postre no es necesario siempre. Pero si te apetece algo más, opta por una infusión o un café.

MÁS ALLÁ DE LA COMIDA Y LA CENA

Las opciones y los ejemplos que hemos visto a lo largo de este capítulo han estado relacionados con comidas y cenas (desde el punto de vista cultural).

Sin embargo, no existe inconveniente alguno en que una persona tenga como comida principal el desayuno, o que, por su horario o circunstancias personales, haga estas ingestas en un horario menos convencional, como podría ser la hora de la merienda.

La estructura es exactamente la misma, solo que la aceptación o la costumbre social es ligeramente diferente.

Una propuesta de desayuno como comida principal sería empezar el día con una variante más saludable del típico desayuno británico. Tomaremos un esquema algo más proteico que el nuestro como punto de partida:

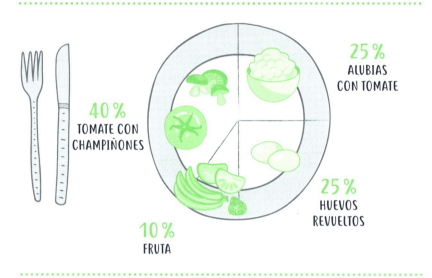

ESCOGIENDO BIEN EN CADA GRUPO ALIMENTARIO

Alimentos proteicos

Una de las características más comunes de la distribución convencional en las comidas principales es que suele incluirse en ellas, además de un mayor aporte energético, al menos una ración de proteínas. Entre las **principales fuentes proteicas** encontramos:

- Pescado.
- Carne.

- Legumbres.
- Huevos.
- Lácteos.

En el plano dietético, estos son los principales cinco grupos que podrían ocupar nuestra elección proteica. Sin embargo, a pesar de las ideas incrustadas en la conciencia colectiva, estos no son los únicos alimentos que nos aportan proteínas. Podemos encontrarlas en otros alimentos con cantidades nada despreciables.

Se consideran **fuentes secundarias de proteínas** alimentos como:

- Frutos secos.
- Pseudocereales: quinoa, trigo sarraceno, amaranto…
- Semillas.
- Cereales.

Aunque los cereales tienen proteína, su aporte de este tipo de nutriente es poco reseñable. De modo que no deberíamos considerar que son fuente de proteína en sí mismos.

Recientemente se ha generado un falso *boom* sobre las supuestas propiedades de algunos «superalimentos» pertenecientes a la familia de los pseudocereales. Un ejemplo es la quinoa, de la que muchas veces se destaca su gran aporte proteico. Es cierto que, si la comparamos con otros cereales más comunes, su aporte proteico es mucho mayor, pero nunca llegará a suponer una ración por sí sola —ración que sí que podríamos conseguir con unos garbanzos o con un huevo.

Aunque muchos frutos y semillas sí que contienen una cantidad importante de proteína, tampoco deberíamos considerarlos una ración proteica per se. Esto se debe a que las cantidades que suelen representar su ración de consumo son pequeñas, y a que no se llega a ingerir la suficiente cantidad como para conseguir un aporte reseñable.

Cereales y tubérculos

Como hemos señalado anteriormente, se trata de la sección más prescindible y variable dependiendo de cada persona. Uno de los factores que determina esta variabilidad es el de la actividad física.

En el plano dietético y en el contexto actual, lo prioritario es garantizar las ingestas de frutas, verduras y alimentos proteicos frente a los cereales o a los tubérculos.

Con este grupo alimentario muchas veces se generaliza y se acaba asumiendo que al hablar de «hidratos de carbono» nos referimos únicamente a «cereales y tubérculos». Eso no es así, dado que alimentos que hemos incluido en otros grupos como las verduras, las frutas y las legumbres también son fuentes de hidratos de carbono. De nuevo, es importante poner énfasis en el consumo de estas últimas dado que lograríamos prevenir un mayor número de complicaciones nutricionales.

Cuando nos referimos a que este sector es prescindible no queremos decir que los cereales y los tubérculos estén en el mismo saco que las frutas, las verduras y las legumbres.

Posibilidad 1: decidimos qué grupos incorporar y cuáles no. Una opción que hay que tener en cuenta para completar nuestro plato principal puede ser simplemente la de no incorporar estos alimentos. Elección que para la población en general suele estar especialmente justificada en el caso de que la fuente de proteínas hayan sido las legumbres, dado que aportan tanto hidratos como proteína.

Otra opción puede ser la de incluir una mayor cantidad de verduras o de fruta. Salvo que tengamos necesidades energéticas superiores a la media, todas estas opciones serán válidas.

Posibilidad 2: decidimos incorporar mayor cantidad de hidratos. Si debido a nuestra alta actividad física o a nuestro desgaste diario necesitamos un aporte extra de hidratos, deberíamos priorizar la ingesta de cereales integrales, de pseudocereales o de tubérculos como la patata o el boniato.

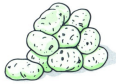

Verdura es más que ensalada

Asumir que la mitad del volumen de nuestras ingestas tiene que estar compuesta por verdura no nos tiene que llevar necesariamente al modelo de medio plato de ensalada o medio plato de guarnición.

La verdura se puede tomar de muchas formas diferentes. El quid de la cuestión radicará en tratar de deshacernos de la falsa concepción de que la verdura es aburrida.

MIS FAVORITOS

- **Ensaladas**: espinacas, rúcula, canónigos, brotes...
- **Sopas calientes**: cebolla, ajo...
- **Sopas frías**: tomate, pepino...
- **Salteadas**: espárragos, puerro, alcachofa...
- **Encurtidas**: pepinillos, col, zanahoria, cebolletas...
- **Cremas de verduras**: calabacín, coliflor, calabaza...
- **Patés vegetales**: berenjena, pimiento...
- **Asadas**: berenjena, cebolla, pimiento...
- **Al vapor**: brócoli, romanesco...
- **Cocidas**: zanahoria, judías verdes...
- **Fritas o en tempura**: zanahoria, berenjena, alcachofa, pimiento...

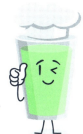

Es de sentido común, pero si el plato de Harvard hace una mención especial sobre este aspecto es por algo, así que me veo obligado a repetirlo: ¡las patatas fritas no son verdura!

A pesar de que debamos olvidarnos de las patatas, sí que podemos utilizar a modo de verduras otros alimentos como las setas. Aunque estas no tengan exactamente las mismas propiedades nutricionales que las verduras, sí que podríamos asemejar algunas de sus funciones culinarias y dietéticas.

Postre

El postre, si decidimos tomarlo, debería ser fruta. No solo porque sea una opción saludable, sino porque cualquier otra alternativa que se nos cruce en nuestro camino no será más conveniente.

Tomar fruta de postre es sinónimo de desplazar otras elecciones menos saludables, así que es una garantía de estar haciéndolo bien.

También tiene otras ventajas, y es que, al ser un producto saciante, nos ayudará a no volver a tener apetito minutos después de terminar una comida principal.

No planifiques incluir postres malsanos en tus comidas. Por desgracia, esas situaciones ya aparecerán y surgirán de manera esporádica, por lo que no tiene sentido planificar y facilitar que sucedan también en un entorno controlado.

Bebida

Con una perspectiva similar a la del postre, tomar agua siempre será la mejor opción. Ya no solo porque cualquier otra bebida no será tan saludable, sino porque, con mucha probabilidad, una elección diferente será perjudicial.

Las bebidas azucaradas o alcohólicas, además, nos distraen de los sabores convencionales de la comida, y acostumbran al paladar a sabores muy intensos haciendo que nuestra comida saludable no nos parezca tan apetitosa como debería.

¿Para acompañar? ¿Pan? ¿Aperitivos?

La mayoría de los «acompañamientos» que suelen rodear a una comida principal tienden a ser superfluos y completamente prescindibles.

La cultura del pan está muy extendida en algunas regiones. Si vemos esencial mantener esta opción durante nuestras comidas, sería conveniente priorizar el pan integral, y también considerar esta ingesta como nuestra fuente de cereales y tubérculos durante la comida.

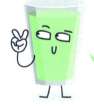

¡UN TRUCO!

CAMBIA PAN POR VERDURAS CORTADAS
Si lo que queremos es tener un «accesorio» o un elemento en la mano con el que «mojar» o «empujar», las crudités son siempre una muy buena opción. En lugar de pan pon en tu mesa una taza con cortes de zanahoria, de pepino o de pimiento. Podrás acompañar tus comidas con algo crujiente y diferente, que, a su vez, es saludable.

Sobremesa

Debemos asumirlo, la sobremesa siempre es una amenaza. En ella acostumbran a aparecer bombones, bebidas alcohólicas y otros dulces. Si deseas seguir charlando en la mesa una vez finalizada la comida, las mejores opciones son las infusiones, el café o el té. Por supuesto, lo más importante en todas ellas, para que sean saludables, es que estén sin azucarar o edulcorar.

Si eres incapaz de tomar estas bebidas sin azucarar, una estrategia es la de ir reduciendo de manera progresiva el azúcar que le incorpores. Nuestro paladar acaba acostumbrándose y en el futuro no demandaremos endulzarlas.

EJEMPLO LLEVADO A LA PRÁCTICA

Para hacer un primer abordaje, vamos a regirnos por el mismo orden que hemos propuesto en el capítulo.

En primer lugar haremos una distribución de las diferentes ingestas que queremos planificar durante la semana laboral:

	LUNES	MARTES	MIÉRCOLES	JUEVES	VIERNES
COMIDA					
CENA					

Cada una de las ingestas se compone de tres elecciones que deberemos realizar:

- ¿Qué verdura usaremos?
- ¿Qué fuente proteica elegiremos?
- ¿Qué cereal o tubérculo añadiremos? (Opcional)

No incluiremos el apartado de la bebida y el postre, porque asumimos que siempre serán agua y fruta.

En este esquema hemos hecho nuestras elecciones:

	LUNES	MARTES	MIÉRCOLES	JUEVES	VIERNES
COMIDA	LEGUMBRE	TUBÉRCULO	ARROZ	TUBÉRCULO	LEGUMBRE
		PESCADO	CARNE	PESCADO	
	VERDURA	VERDURA	VERDURA	VERDURA	VERDURA
CENA	ARROZ	PAN INTEGRAL	LEGUMBRE	PAN INTEGRAL	TUBÉRCULO
	POLLO	HUEVO		HUEVO	PESCADO
	VERDURA	VERDURA	VERDURA	VERDURA	VERDURA

En este caso en concreto, para las proteínas hemos alternado legumbre, carne, pescado y huevos.

Los días que comamos legumbre no hemos incluido ninguna otra fuente de hidratos extra.

Ahora solo quedaría escoger qué verduras en concreto nos apetece tomar ese día. Para facilitar nuestra elección, trataremos de combinarlas de un modo sabroso con la fuente proteica. Por supuesto, si tenemos verduras en casa, las usaremos para evitar que se estropeen.

Si te manejas bien en la cocina, sabrás qué verdura «le pega» a una pasta o a unas legumbres. Si, por el contrario, las dotes culinarias no son lo tuyo, puedes hacerlo al revés, elige cómo te apetece comer las verduras y te saldrá un plato en sí mismo.

	LUNES	MARTES	MIÉRCOLES	JUEVES	VIERNES
COMIDA	LEGUMBRE	PATATA	ARROZ	BONIATO	LEGUMBRE
		PESCADO	CARNE	HUEVO	
	ENSALADA	PURÉ DE VERDURA	ENSALADA	VERDURA A LA PLANCHA	VERDURA GUISADA
CENA	ARROZ	PAN INTEGRAL	LEGUMBRE	PAN INTEGRAL	PATATA
	POLLO	HUEVO		HUEVO	PESCADO
	VERDURA ASADA	TORTILLA CON VERDURA	VERDURA CON CURRY	VERDURA SOFRITA	ENSALADA

En este ejemplo hemos sugerido diferentes formas de preparar nuestros platos con verduras. Como puedes ver, no es tan complicado variar a la hora de cocinar verduras. Para conseguir platos sabrosos y saludables solo necesitamos abrirnos a nuevas experiencias y echarle un poco de imaginación.

	LUNES	MARTES	MIÉRCOLES	JUEVES	VIERNES
COMIDA	ENSALADA DE ALUBIA BLANCA, PIMIENTO Y ESPINACAS (PLATO ÚNICO)	CREMA DE COLIFLOR Y PATATA	ENSALADA DE TOMATE, PEPINO Y ACEITUNAS	REVUELTO DE ESPÁRRAGOS CON HUEVO	LENTEJAS JARDINERA (PLATO ÚNICO)
		MERLUZA A LA PLANCHA CON JUDÍAS VERDES	ARROZ CON CONEJO	BONIATO Y CEBOLLA ASADOS	
CENA	POLLO ASADO CON VERDURAS	TORTILLA DE CALABACÍN	CURRY DE GARBANZOS CON CALABAZA Y BERENJENA (PLATO ÚNICO)	CALAMARES ENCEBOLLADOS	ENSALADA DE PATATA, HUEVO, ZANAHORIA Y PIMIENTO
	GUARNICIÓN DE ARROZ	TOSTADAS INTEGRALES CON TOMATE		TOSTADA INTEGRAL CON TOMATE	

Siguiendo este itinerario de construir el menú salen las opciones solas. Sin darte cuenta, ya tienes hecho tu menú saludable.

CAPÍTULO 7:
FUERA DE CARTA
desayunos, media mañana, merienda, picoteos...

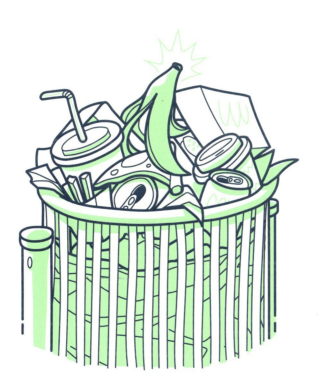

En este capítulo trataremos de abordar las principales características de las comidas secundarias. Culturalmente, las principales comidas secundarias son: el desayuno, la de media mañana, la merienda y también cualquier picoteo que hagamos entre horas durante el día.

Para poder estructurar nuestro menú hemos hecho una distinción básica, dividiendo las ingestas diarias en dos grupos diferenciados:

- **COMIDAS PRINCIPALES.**
- **COMIDAS SECUNDARIAS.**

Como hemos podido analizar en el anterior capítulo, las comidas principales tienen una estructura básica bastante homogénea. Por el contrario, esta otra serie de ingestas secundarias va a ser mucho más heterogénea. Es por ello por lo que marcarnos unos horarios y tratar de pautar las comidas secundarias no será tarea fácil y tendremos que organizarnos para no caer en picoteos descontrolados o realizar ingestas muy seguidas.

La buena noticia a la hora de controlar estas pequeñas comidas entre horas es que ninguna de ellas es imprescindible. Por este motivo, si no realizas cualquiera de estas comidas secundarias o alguna de ellas no se adapta a tu estilo de vida, ¡no pasa nada! Si no te gusta desayunar, tomar algo a media mañana o disfrutar de la merienda, ya comerás más adelante. Debemos anteponer la tolerancia y la adaptación individual a todo lo demás.

Estas ingestas secundarias constituyen, por lo general, una amenaza a una dieta saludable, dado que, hasta en un 80 % de las ocasiones, este picoteo entre horas está compuesto por malas elecciones e impulsos. Si disponemos de la fuerza de voluntad necesaria y queremos hacer el esfuerzo de entrar dentro de ese pequeño porcentaje de personas que escoge de forma adecuada, debemos seguir una premisa muy sencilla: «Comamos lo que comamos entre horas, que al menos sea saludable».

Esta es una directriz básica y de sentido común, y siguiendo esta sencilla pauta, todas nuestras ingestas secundarias mejorarán drásticamente.

¿ALIMENTOS PARA PICAR?

No hay una merienda o un picoteo ideal. Podemos tomar una zanahoria, unos anacardos, un yogur natural… o incluso algo que choque con nuestra cultura alimenticia como un huevo duro. Si conseguimos evitar los alimentos malsanos a los que suelen ir unidos los impulsos y la rapidez que caracterizan este tipo de comidas, ya tenemos mucho ganado.

Además, debemos eliminar de nuestra mente ciertos patrones anticuados de alimentación dictados por aquellas guías y recomendaciones basadas en que cada ingesta individual debería aportarnos un porcentaje concreto de nutrientes que acaben conformando el total de nuestras necesidades energéticas diarias. Hoy en día todavía es común encontrarnos con manuales que nos sugieren practicar una estructura alimentaria regida por:

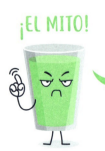

¡EL MITO!

DESAYUNO: 25 % de la energía total
MEDIA MAÑANA: 15 % de la energía total
COMIDA: 30 % de la energía total
MERIENDA: 10 % de la energía total
CENA: 20 % de la energía total

Esta distribución no responde a ningún criterio científico, por lo que guiarnos por un porcentaje concreto de kilocalorías asociado a cada comida es ilógico.

Las propuestas que veremos a continuación serán ejemplos basados en elecciones saludables. Partiendo de estos modelos, trataremos de adaptar la cantidad de kilocalorías diarias atendiendo a nuestras necesidades energéticas —esas que, si comemos de manera saludable, están reguladas por nuestra saciedad.

¿CÓMO SON LAS COMIDAS SECUNDARIAS?

El hecho de dividir los alimentos en grupos diferenciados responde a una distinción muy básica: cualquiera de estas ingestas, independientemente del momento del día en el que la hagamos, puede y suele estar siempre compuesta de los mismos alimentos.

Por tanto, no tiene ningún sentido separar las propuestas en meriendas y medias mañanas como si ambas fuesen muy diferentes, dado que un puñado de frutos secos puede formar parte de cualquier ingesta a lo largo del día, y lo mismo pasará con una pieza de fruta.

¿CÓMO COMER SALUDABLE ENTRE HORAS?

Una vez acotada la gama de alimentos saludables que podríamos comer entre horas, solo será necesario hacer una pequeña transición desde la teoría hasta la práctica para que ese listado de opciones se convierta en diferentes ideas y recetas reales que podamos preparar con facilidad.

¿QUÉ SOLEMOS TOMAR EN LAS COMIDAS SECUNDARIAS?

- Cereales de desayuno, galletas, bollería, dulces, pan blanco...
- Zumos de frutas.
- Lácteos y batidos azucarados, quesos de untar...
- Refrescos, bebidas energéticas o azucaradas.
- Cacaos azucarados, chocolates...

Culturalmente, las comidas secundarias no suelen contener grupos proteicos. Pero si aparecen, por lo general lo hacen con mucha frecuencia en versiones poco saludables:

- **Carne:** en forma de embutido o paté.
- **Pescado:** en conserva con aceite de baja calidad, en escabeche o como paté.
- **Huevos:** formando parte de bollería.
- **Frutos secos o semillas:** salados o fritos.
- **Legumbres:** poco común.

¿POR QUÉ ALIMENTOS SALUDABLES PODRÍAMOS SUSTITUIRLOS?

Siguiendo el esquema anterior de alimentos NO saludables ingeridos en las comidas secundarias, podríamos sustituir los impulsos malsanos por decisiones saludables como:

- **Cereales sin azucarar, avena, pan integral... y derivados caseros.**
- **Fruta entera o en batido.**
- **Lácteos en versiones saludables: queso** (de verdad), **yogures o leche entera.**
- **Infusiones o agua.**
- **Cacao sin azucarar, chocolate** (> 85 % en cacao).
- **Carne sin procesar.**
- **Pescado sin procesar.**
- **Frutos secos no salados y no fritos.**
- **Legumbres.**

El bol no es solo para la leche con cereales

El bol ha sido utilizado durante mucho tiempo como receptáculo de grandes dosis de azúcar: cereales de desayuno, galletas o cacao en polvo; incluso hay quien añade azúcar de mesa a la mezcla.

Sin embargo, ahora que conocemos numerosas opciones para nuestra alimentación, podemos reutilizar este recipiente tan maltratado para incluir en él alternativas saludables:

- **Macedonia de fruta cortada**: prioriza la fruta de temporada.
- **Leche con cacao y cereales**: sin azúcar o un tazón de leche con avena (*porridge* o gachas).
- **Yogur con frutos secos**: con anacardos, con nueces…
- **Yogur con fruta**: con arándanos, mandarina, uvas…

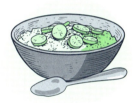

Los zumos no cuentan como fruta

Por mucho que se hayan empeñado los fabricantes de fruta, no: los zumos han dejado de ser un aliado para el desayuno y se han convertido en una de las fuentes de azúcar libre más desconocida y que más sorprende a las familias.

Los zumos no contienen azúcar añadido, pero sí que contienen el azúcar propio que se encuentra en la fruta. Eso sí, sin el efecto retardante, saciante y saludable que tiene su pulpa. De manera que tomarlos no es equiparable a consumir una pieza de fruta.

La fruta es una genial alternativa para comer entre horas si se hace de forma fresca y entera. Si se quiere «beber» fruta, la mejor alternativa sería un batido casero que, aunque no sea igual de saciante que masticarla, al menos conserva toda la fibra que hay en la fruta.

Listado de cosas que no son fruta:

- Zumos con fruta exprimida
- Batidos comerciales que contengan fruta
- Helados comerciales
- Mermeladas
- Compotas comerciales
- Zumos de fruta para chupar

Los huevos como alternativa para un desayuno diferente

Aunque estén arraigados a la cultura anglosajona, los huevos son una gran alternativa para un picoteo caliente y saludable. Es posible que *a priori* nos resulte una opción a nuestro alcance solamente cuando podamos cocinar en casa, sin embargo, son también un acertado recurso para llevar, ya que una tortilla francesa o de patatas o incluso un huevo revuelto pueden ser un relleno de bocadillo ideal o uno de los ingredientes principales para rellenar un *tupper*.

Durante mucho tiempo se han tachado como un extraño desayuno británico, pero, dentro de lo que cabe, empezar el día desayunando unos huevos revueltos o unas judías son opciones saludables. Eso sí, siempre y cuando no vengan acompañadas de beicon o de *black pudding*.

¿Galletas? Sí, pero no del súper

Lo sentimos mucho, pero no. Sabemos que nos encantan, pero tenemos que asumir cuanto antes que no hay galletas saludables en el supermercado, ni siquiera aquellas versiones que se intentan maquillar con menciones como «integrales», «con avena» o «ricas en fibra».

Los componentes básicos de una galleta comercial son: harina refinada, azúcar y aceite de palma o girasol; todos ellos nada saludables y poco recomendables en una dieta equilibrada. No obstante, si entendemos el concepto «galleta» como el de «masa tostada», sí que podremos encontrar muy buenas alternativas para elaborar de forma casera un dulce saludable. Algunos consejos básicos para lograrlo serían:

- **Sustituye la harina por un cereal o base diferente**: avena, calabaza, zanahoria, judías...
- **Sustituye el azúcar por fruta**: plátano, pera, dátiles...
- **Añade una grasa saludable**: aceite de oliva, frutos secos...

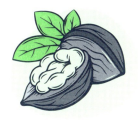

MIS FAVORITOS

- **Avena, plátano y chocolate**
- **Avena y manzana con coco rallado**
- **Calabaza y chocolate**
- **Harina integral y naranja**
- **Galletas de garbanzo con almendras**

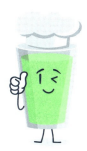

¡MANOS A LA MASA!

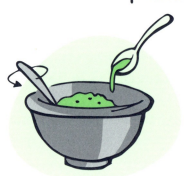

1. Precalienta el horno a 180º con calor arriba y abajo.
2. Pon papel de hornear en una bandeja para horno.
3. Elige los ingredientes de tus galletas saludables.

ELIGE UNA BASE PARA DAR CUERPO

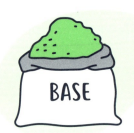

- Avena
- Harina integral
- Harina de frutos secos o legumbre (almendra, castaña, garbanzo...)
- Judía blanca / Judía azuki
- Muesli sin azúcar / Granola
- Calabaza

ELIGE UNA FRUTA PARA ENDULZAR DE MANERA SALUDABLE

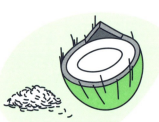

- Plátano
- Dátiles
- Pera
- Pasas
- Manzana
- Coco rallado
- Naranja

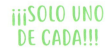
¡¡¡SOLO UNO DE CADA!!!

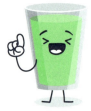

APORTA UN *TOPPING* SALUDABLE

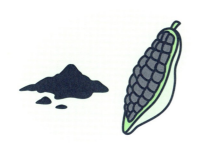

- Crema de frutos secos
- Frutos secos / Semillas
- Chocolate > 85 %
- Canela
- Cacao en polvo
- Vainilla

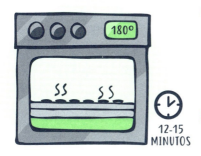

4. Machaca los ingredientes duros con un mortero y los blandos (frutas) con un tenedor. Mézclalos bien en un bol hasta obtener una pasta.

5. Añade aquellos *toppings* o ingredientes extra que no vayan a formar parte de la masa.

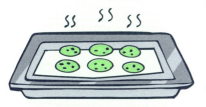

6. Separa porciones de masa y dales la forma y el tamaño que quieras. Colócalas en la bandeja de horno separadas entre sí.

7. Hornéalas entre 12 y 15 minutos, dependiendo del tamaño y el grosor, hasta que estén doradas.

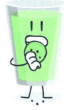

¡DÉJALAS ENFRIAR Y DISFRÚTALAS!

La tostada como recurso que muchas veces falla

El mayor problema de las tostadas es precisamente el pan.

Por lo general, en nuestro entorno no encontramos una buena oferta de panes saludables. Existe una auténtica invasión de panes hechos a base de harinas refinadas, de fermentación rápida y con aceites poco saludables. Con esta nada esperanzadora realidad como punto de partida, no tenemos demasiado margen para conseguir las tostadas perfectas.

Si a pesar de este panorama desolador no queremos prescindir de unas deliciosas tostadas, lo primero que deberíamos hacer es tratar de partir de un buen pan. En mi anterior libro, *Mi dieta cojea*, ya habíamos dedicado un capítulo entero a identificar el pan integral (de verdad). Dijimos que la única manera de saber si el pan es integral es encontrar entre sus ingredientes las palabras *grano entero* o *harina/sémola integral*. Esa es la clave, y es necesario recordar que no debemos dejarnos llevar por las menciones extra que aparecen como reclamo en el etiquetado.

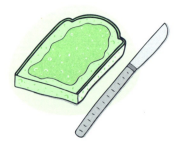

Una vez que hayamos dado con un pan aceptable, preparar nuestra tostada será tan sencillo como ponerle encima aquellos alimentos saludables que más nos gusten. Antes de empezar, recalcaremos el concepto de «alimentos saludables» para recordar que algunos como el embutido, la margarina, el jamón york, la sobrasada, el queso de untar… ¡no lo son!

En cambio, sí que podemos preparar una buena tostada con:

- Aceite de oliva virgen extra.
- **Queso** (del de verdad).
- **Verduras**: pimientos asados, patés vegetales…
- **Fruta**: como plátano o pera con canela.
- **Cremas de frutos secos** (sin azúcar).
- **Pescado**: atún con tomate, caballa, boquerones, salmón ahumado…
- **Carne sin procesar**: pechuga de pollo o pavo.

Desayunar, merendar o tomar entre horas una tostada integral puede ser uno de los pasos más sencillos para empezar el cambio. Luego solo debemos armarnos de fuerza de voluntad y tratar de continuar por la misma senda sin desviarnos.

Los patés vegetales como recurso

Comer verduras, hortalizas o incluso legumbres entre horas no es una opción muy normalizada en nuestra sociedad. Seguramente nos mirarían bastante raro en nuestro entorno si nos ven picoteando a media mañana pimientos, garbanzos o berenjenas.

Es curioso como la normalización social llega a tildar estas elecciones saludables como «no normativas», pero sí que considera aptos un refresco azucarado, un producto con aceite de palma traído desde Malasia o el hígado de un animal muerto como ideal relleno para un sándwich. Al fin y al cabo, todo es una cuestión de enfoque cultural.

De hecho, hace décadas en Europa estaba muy extendida la práctica de desayunar legumbres en entornos rurales. Del mismo modo, es muy común hacerlo en países de Centroamérica, donde incluso esta acertada recomendación forma parte de sus guías alimentarias.

PATÉS VEGETALES

1. BASE ESPESA O PASTOSA:

Para hacer un buen untable, necesitamos un ingrediente principal que dé cuerpo a la preparación. Algunos ingredientes que hacen nuevas bases:

- Legumbre cocida
- Frutos secos molidos
- Castañas cocidas
- Patata o boniato asado (no cocido, para que no coja agua)
- Calabaza asada (no cocida)
- Zanahoria asada (no cocida)
- Berenjena asada (no cocida)
- *Porridge* espeso (avena cocida)
- Tofu

2. SABOR:

Llega la hora de darle el toque a nuestro paté, añadiendo ingredientes que le den sabor. Elige uno o varios:

- Tomate seco hidratado
- Algas secas en polvo (sabor a mar)
- Hierbas (albahaca, cilantro, romero...)

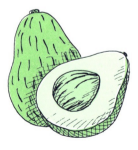

- Especias (curry, comino, pimentón, orégano, ajo, *lemon grass*...)
- Verduras trituradas (espinaca, remolacha, calabacín, pimiento rojo asado, cebolla...)
- Queso (si no queremos un paté vegano)
- Levadura de cerveza (da el toque a queso en patés veganos)
- Miso
- Aceitunas
- Alcaparras
- Pasas u orejones
- Limón

3. TEXTURA:

Para dar una textura untable y mejorar la palatabilidad, es importante añadir algún ingrediente graso. (Este paso nos lo podemos saltar en los patés a base de frutos secos.):

- Aceite de oliva virgen extra
- Frutos secos o crema de frutos secos
- Crema de cacahuete sin azúcar
- Aguacate
- Semillas o pasta de semillas como la tahina
- Grasa de coco virgen (si vivimos en una zona que produce coco)
- Manteca de cacao

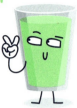

¡UN TRUCO!

SI NECESITAMOS QUE ADQUIERA MÁS CUERPO, PODEMOS ESPESARLO CON ALGUNA DE LAS OPCIONES SIGUIENTES:

- Copos de patata (de los que se usan para hacer puré)
- Almidón de maíz (maicena) o harina de arroz
- Copos de avena suaves

SI NOS QUEDA DEMASIADO ESPESO O MAZACOTE, PODEMOS DARLE FLUIDEZ CON:

- Un poco de agua o caldo
- Bebida vegetal sin azúcar
- Y un poquito más de aceite de oliva

4. ¿CÓMO SE HACE?:

Solo necesitamos una picadora o procesadora de alimentos. O incluso una batidora de vaso.

Trituramos primero el ingrediente base, y le damos algo de fluidez con alguno de los ingredientes grasos y, si hace falta, algo de líquido.

Añadimos los saborizantes. Por último rectificamos la textura si hace falta con lo indicado en el truco y rectificamos de sal.

Suelen tener mejor textura si los dejamos enfriar unas horas en la nevera.

Dado que las verduras, hortalizas y legumbres constituyen tres de los grupos alimentarios más interesantes, aquellas preparaciones que incluyan estos grupos como componentes básicos, como los patés vegetales, serán una buena opción para picar entre horas.

MIS COMBINACIONES FAVORITAS

- **Paté mediterráneo**: Alubia blanca cocida + tomate seco y albahaca + aceite de oliva virgen extra
- **Paté navideño**: castañas y boniato + orejones + crema de almendra
- **Paté Thai**: tofu + *lemon grass* y curry + grasa de coco
- **Paté verde**: patata cocida + espinaca cocida, levadura de cerveza y limón + aguacate

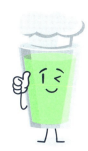

MIS CLÁSICOS FAVORITOS

- **Hummus**: garbanzos + ajo, limón, comino y pimentón + tahina y aceite de oliva virgen extra
- **Tapenade**: aceituna + chalota pochada + ajo + miel (excepción, no cumple los pasos)
- **Muhammara**: nueces + pimiento rojo y ajo + aceite de oliva virgen extra
- **Babaghanush**: igual que el hummus, pero con base de berenjena asada

¡Gracias @DimeQuéComes por ayudarme con estas propuestas tan deliciosas!

BOCADILLOS SALUDABLES

Los haremos siempre con pan integral (del de verdad).

OPCIONES VEGETALES:

- Hummus con tomate seco
- Tahina, rodajas de plátano y canela
- Crema de cacahuete sin azúcar y fresa a láminas (versión sana del PBJ yanqui)
- Lonchas de tofu ahumado con pimientos del piquillo de lata
- Cremas de frutos secos
- Aceite de oliva virgen extra, sal en escamas y chocolate negro con más del 85 % de cacao
- Falafel en pan de pita con tzatziki de yogur se soja
- Lonchas de tempeh con verduras a la plancha (calabacín, berenjena)
- Tomate a rodajas y tapenade
- Frijoles negros y guacamole en una fajita
- Cualquiera de los patés vegetales vistos en este capítulo

OPCIONES VEGETALES QUE INCLUYEN HUEVOS O LÁCTEOS:

- Tomate, aceite de oliva y queso de buena calidad (fresco, semi, curado)
- Lechuga aliñada y tortilla francesa
- Lechuga, espárragos de lata, mostaza y huevo duro
- Dátiles y queso feta

- Tomate, *mozzarella* y hojas de albahaca o pesto
- Hojas de rúcula, tomate seco y lascas de parmesano
- Requesón con nueces
- Hojas de espinacas, roquefort y pera
- Tortilla de calabacín y canónigos
- Queso fresco y fruta dulce (melocotón, plátano, manzana roja…)

OPCIONES CON PRODUCTOS ANIMALES:

- Pasta de atún al natural con aguacate
- Lechuga, tomate y anchoas o boquerones en vinagre
- Pepino y salmón ahumado
- Sardinas de lata
- Pollo desmenuzado con mostaza y espinacas crudas
- Lomo de cerdo a la plancha con escalibada
- Sobras de pescado desmenuzadas con perejil, aceite de oliva virgen extra, cebolleta picada y pepinillos
- Pechuga de pavo (no fiambre) con manzana asada, rúcula y nueces
- Caballa de lata en aceite de oliva virgen extra con cebolla a la plancha
- Sobras de carne de cocido con pimientos asados

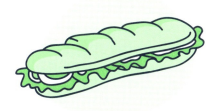

¿Aceptamos los bocadillos como alternativa saludable?

Los bocadillos o sándwiches han sido desde hace mucho tiempo recursos útiles en nuestra alimentación. Responden a una necesidad meramente práctica: poder llevarte alimentos metidos dentro de pan y comértelos a bocados sin necesidad de cubiertos o plato.

Por motivos como los anteriores, parece que se ha dado por hecho que un bocadillo puede constituir de manera regular y normalizada nuestras ingestas secundarias y que será siempre una opción saludable.

Una de las meriendas más populares en nuestra cultura, sobre todo para los más pequeños de la casa, es un bocadillo de embutido. Este tipo de ingesta está completamente normalizado socialmente, a pesar de que el aperitivo esté compuesto por dos grupos alimentarios que no son saludables: harinas refinadas y carne roja procesada. Además, otra concepción errónea muy arraigada en la conciencia colectiva es que, si cambiamos el relleno del bocadillo por otras propuestas como jamón serrano o paté, obtendremos una merienda muy saludable y acertada.

Esta imagen positiva del bocadillo se debe al estudiado marketing que muchas marcas de embutido, paté y pan han realizado en los medios de comunicación de forma compulsiva durante décadas.

Gracias a una afortunada publicidad, el bocadillo tiene unas connotaciones positivas que se alejan de la realidad y está claramente sobrevalorado.

Pero, aunque los sándwiches no siempre constituyen una buena elección, si están compuestos por los ingredientes adecuados y se ha seleccionado un buen pan para prepararlos, sí que podemos utilizarlos como recurso con la frecuencia a la que estamos acostumbrados.

MIS FAVORITOS SALADOS

- **Tomate y aguacate**
- **Hummus**
- **Tortilla francesa y pimientos**
- **Pera con queso y canela**
- **Pepino, queso y rúcula**
- **Babaghanush: crema de berenjena**
- **Paté de champiñones**
- **Muhammara: crema de pimiento y nueces**

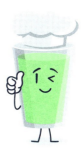

Todos ellos pueden estar acompañados con aceite de oliva virgen extra y untados con tomate.

MIS FAVORITOS DULCES

- **Crema de cacahuete**
- **Plátano con canela y chocolate** (> 85 %)

Como hemos podido comprobar, solo necesitamos cambiar el chip para darnos cuenta de que hay muchas posibilidades de comer entre horas los alimentos que más nos gustan de forma saludable. La clave estará en darles una vuelta más a esas recetas que contienen componentes poco adecuados y suplantarlos por otros que nos aporten más nutrientes y sean más sanos.

No obstante, hay algunas de estas preparaciones que no se adecúan a la realidad y a las necesidades de todas las personas. Por ejemplo, es posible que no tengamos tiempo de preparar patés vegetales en casa, o existe la posibilidad de que sea tarea difícil conseguir frutos secos cuando nos encontramos de viaje.

Precisamente por ello, consideraremos las diferentes posibilidades de nuestro entorno en el siguiente bloque. Además, trataremos de enfrentarnos a los grandes obstáculos que se nos presenten y a excusas del tipo:

- «NO TENGO TIEMPO».
- «YO ESO NO SÉ HACERLO».
- «NO SÉ DÓNDE SE COMPRA ESO».
- «NO TENGO DINERO SUFICIENTE».

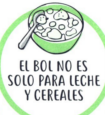
EL BOL NO ES SOLO PARA LECHE Y CEREALES

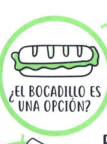
¿EL BOCADILLO ES UNA OPCIÓN?

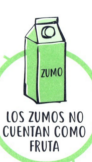
LOS ZUMOS NO CUENTAN COMO FRUTA

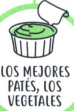
LOS MEJORES PATÉS, LOS VEGETALES

RESUMEN DE LOS CONSEJOS PARA CUANDO NOS PIQUE LA GUSA

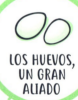
LOS HUEVOS, UN GRAN ALIADO

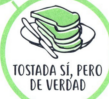
TOSTADA SÍ, PERO DE VERDAD

¿GALLETAS? SÍ, PERO NO DEL SÚPER

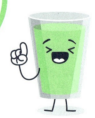

FASE 3:
ENFRENTÁNDOTE A LOS RETOS

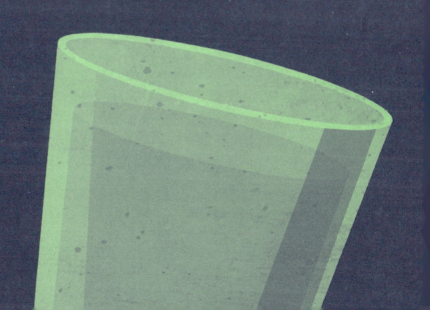

CAPÍTULO 8:
LOS RETOS EN CASA

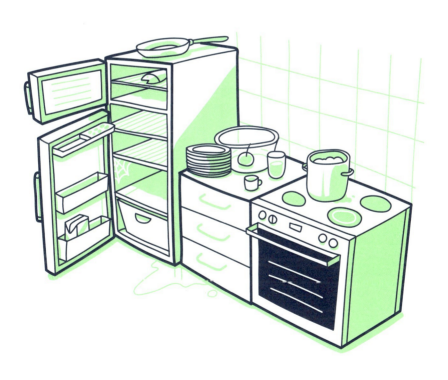

A lo largo de los capítulos anteriores hemos comenzado nuestro recorrido con el fin de comprender QUÉ hay que comer y CÓMO habría que planificarse para lograrlo. Si hemos hecho buen uso en la práctica de la información teórica dada hasta este momento, tendríamos nuestra alimentación más que solucionada. Sin embargo, como cabría esperar, no todo es tan sencillo como parece, y muchas veces nos enfrentamos a diferentes retos y hándicaps que dificultan nuestros planes.

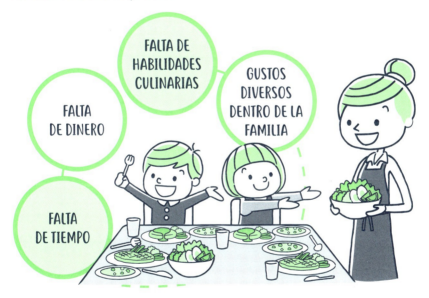

«NO TENGO TIEMPO»

Dentro de un entorno «controlado» como es el hogar, encontramos numerosos escollos relativos a nuestra propia persona o a nuestra situación personal. Las dificultades más frecuentes son la falta de tiempo, de dinero, de habilidades culinarias o motivos referentes a la composición de la familia en sí misma.

FACILITAN EL DÍA A DÍA

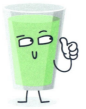

NO VALE LA PENA INVERTIR

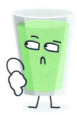

- Botes de legumbres cocidas: alubias, garbanzos, judías…
- Conservas de verduras: espárragos, alcachofas, pimientos…
- Latas de conserva de pescados o mariscos
- Verduras cortadas, lavadas o congeladas
- Bolsas de semillas o de frutos secos ya pelados

- Cremas preparadas
- Platos preparados
- Quesos y embutidos cortados
- Mix de verduras congeladas

Por supuesto, todas ellas en versiones saludables.

Encargar la compra

Una opción que ha tomado fuerza durante los últimos años es la de la compra a domicilio.

Aunque la práctica no está tan extendida como la de acudir de forma física a un establecimiento, hay numerosos supermercados que ofrecen este cómodo servicio que nos puede ahorrar mucho tiempo.

Además, esta opción de compra virtual incluye otras ventajas: como evitarnos las tentaciones que nos encontramos en el propio supermercado o permitirnos hacer una compra mucho más selectiva y precisa en la que no haya lugar para distracciones.

Estas páginas web muchas veces nos permiten rescatar nuestros pedidos anteriores y repetir de manera exacta una compra que ya hemos realizado anteriormente, así que pueden ser una gran herramienta que tener en cuenta. Debemos pensar si este sistema se adapta a nuestras necesidades personales y si nos reportaría algún tipo de beneficio a la hora de comprar. Si la respuesta es un «sí», no deberíamos dudar en incorporarlo a nuestra rutina.

Para finalizar, también debemos tener en cuenta que encargar la compra no es solo un resultado de las nuevas tecnologías, y podemos llevar este sistema a nuestro terreno y dejar encargos o pedidos regulares listos en nuestros establecimientos de confianza para pasar tan solo a recogerlos.

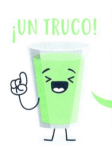

¡UN TRUCO!

Cuando voy a hacer una compra grande que me exige tanto ir al mercado como al supermercado, redacto una lista que entrego en la frutería o en verdulería del mercado junto con mi bolsa de la compra.

Mientras entro a comprar al supermercado aquellas cosas que solo se pueden adquirir en una gran superficie, me están preparando toda la fruta y la verdura que preciso en mi establecimiento de confianza.

Al salir del súper simplemente tengo que volver a pasarme por el mercado y recoger todo el pedido.

EL CONGELADO COMO ALIADO

El congelado es uno de los procesos que mejor mantiene las propiedades de los alimentos, de modo que alternar productos frescos y congelados puede permitirnos dilatar la frecuencia de nuestras compras y tener más variedad de alimentos siempre disponibles.

Podemos disponer en el congelador tanto de platos que estén listos para descongelar, como de ingredientes básicos para añadir a diferentes elaboraciones.

Un buen consejo es tener varias opciones de verduras congeladas, especialmente aquellas que podrían estropearse o que no suelen adquirirse frescas. Algunas ideas pueden ser: judías verdes, alcachofas, guisantes, brócoli, coliflor, acelgas, espinacas…

Por otro lado, podemos comprar en versión fresca aquellas verduras y hortalizas que se mantengan durante más tiempo en la despensa: tomates, pepinos, pimientos, calabacín, berenjena, cebolla…

Existe cierta reticencia frente al congelado, ya que no siempre se pueden prever o planificar las comidas y los productos congelados requieren un tiempo de descongelación antes de su elaboración y posterior consumo. También es debido a que desconocemos cuándo regresaremos a casa para comer o cenar. Ante estos casos, el congelado no debería suponernos un problema, siempre y cuando evitemos grandes piezas de carne o pescado que requieran mayor tiempo de descongelación.

Además, muchas recetas toleran usar alimentos directamente congelados —como, por ejemplo, la adición de algunas verduras en guisos—, por lo que ni siquiera la falta de tiempo para planificar la descongelación sería una excusa.

Si no hemos podido planificar una correcta descongelación —en el frigorífico—, podemos emplear el baño maría. Esto es, sumergir el producto envasado en agua caliente hasta que se haya descongelado. Si no tenemos tiempo para casi nada y nos puede la prisa, incluso podemos meterlo unos minutos en el microondas con un programa de descongelado correcto. Además, cabe destacar que una ración de comida ya preparada se descongela mientras la cocinamos en unos pocos minutos en la olla, por lo que incluso podremos aprovechar ese tiempo para hacer mientras tanto otras tareas del hogar.

ALIMENTOS BÁSICOS PREPARADOS EN EL FRIGO

Es buena idea tener en nuestro frigorífico alimentos ya cocinados que aguanten varios días y nos faciliten nuestro plan de alimentación. Algunas de las opciones que pueden ayudarnos en este cometido son:

- Verdura ya asada en aceite (escalivada).
- Patata, boniato, calabazas asadas o cocidas...
- Arroz o quinoa previamente cocidos.
- Botes de legumbres cocidas que ya tengas abiertos.
- Huevos duros que has cocido previamente.

Todas estas preparaciones nos pueden servir para solventar parcialmente nuestra falta de tiempo ya que «cubren» cualquiera de los apartados de un plato saludable. Veamos también algunos ejemplos de sencillas cenas improvisadas usando estos recursos:

- Patata asada con pimientos y huevo duro.
- Tortilla francesa y ensalada con arroz integral.
- Ensalada de garbanzos de bote con las verduras frescas que tengas en casa.
- Ensalada de quinoa, frutos secos y verduras frescas.

COCINA A LO GRANDE Y CONGELA

Cada momento en el que estás en la cocina cuenta, así que no solo lo aproveches para preparar los alimentos de esa comida, amplía el campo y piensa en el futuro. Puedes hacer más cantidad de una misma elaboración y congelarla para posteriores comidas. También puedes usar el resto de los fogones y electrodomésticos para realizar otras preparaciones de manera simultánea y cubrir la comida de toda la semana. De esta manera economizarás tu tiempo y tendrás la comida lista nada más llegar a casa —o en un *tupper* para llevar—, lo cual te ayudará a no desviarte de tu plan inicial de mantener una alimentación correcta.

Si un día decides cocinar un plato de cuchara, no inviertas ese tiempo para preparar únicamente una o dos raciones. Prepara ocho o diez y congélalas en diferentes *tuppers*. De este modo tendrás un plato listo para posteriores comidas que simplemente deberás descongelar.

Aprovecha también para cocer seis u ocho huevos, aunque solo necesites un par, y refrigéralos. Cocina cantidades extra de arroz integral (que tarda mucho tiempo en estar listo) o de quinoa y consérvalas para acompañar futuras comidas o hacer ensaladas.

Si estás cocinando en los fogones, aprovecha el horno para asar cualquier otra preparación de manera simultánea, y viceversa.

Además, si vas a hornear algo y no necesitas usar todo el espacio, bandejas o rejillas del horno, aprovecha los utensilios sobrantes para introducir en ese espacio algo extra. No tiene por qué ser otra elaboración compleja, unas simples patatas o verduras son suficientes para aprovechar el tiempo y la hornada.

Piensa que los restaurantes no hacen todo en el momento, y que muchas de sus elaboraciones están cocinadas previamente o avanzadas hasta cierto punto. Emplean esta metodología de trabajo precisamente para facilitar el funcionamiento de la cocina y para ahorrar tiempo. Aprendamos de los profesionales de este campo y apliquemos sus técnicas a nuestra rutina.

Una vez incorporado el hábito de congelar el excedente, el *tupper* se convertirá en un nuevo aliado que tener en cuenta. No solo podremos recurrir a él en caso de necesidad o por una emergencia, sino que podremos llevarlo al trabajo, o incluso planificar y estructurar el menú completo para la próxima semana.

«NO SÉ COCINAR»

No saber cocinar no tiene por qué ser un impedimento a la hora de comer de manera saludable. Muchos de los recursos que hemos adelantado durante todo el libro no se corresponden con complejas recetas, sino con los diversos alimentos que se pueden usar para cada una de ellas.

En el plano nutricional y siguiendo estas recomendaciones, es poco relevante si los ingredientes —garbanzos, pimientos, espinacas...— van a ser previamente cocinados en una receta elaborada o usados sin ninguna preparación en forma de ensalada. Lo realmente trascendente es qué materias primas estás comiendo en cada momento.

En el capítulo 7 barajamos algunas de las diferentes posibilidades de las que disponemos a la hora de preparar verdura. Seguir una dieta saludable no tiene por qué venir necesariamente dictaminado por la preparación de recetas muy variadas o muy elaboradas. Sin duda estas variables enriquecerían nuestros platos y le darían versatilidad a nuestro menú, pero no son imprescindibles. Lo único que es verdaderamente esencial para que una dieta sea saludable es que sus alimentos lo sean.

Cocinar, por tanto, puede ser para algunas personas una motivación y para otras, un engorro o un obstáculo. Mi recomendación es que intentes compaginar tus primeros pasos en la nutrición con el avance en la cocina, porque, verdaderamente, ambos van de la mano y pueden ser dos áreas en las que mejorar de manera conjunta. De hecho, entre todos los propósitos y objetivos que nos planteábamos en el capítulo 5, una de las hojas de ruta que hay que tener en cuenta debería ser la de las habilidades culinarias.

El hecho de saber cocinar o no se relaciona íntimamente con los hábitos alimentarios. Este se caracteriza por ser un factor de protección más que una garantía de comer bien, es decir: al saber cocinar es mucho más probable que comas mayor variedad de materias primas y que te preocupes más por tu alimentación de forma general. Además, dado que tienes más recursos con los que preparar la comida, evitarás muchos productos ultraprocesados y comidas precocinadas.

Mi recomendación es que te plantees un avance en tus técnicas de cocina y que pruebes nuevas recetas que vayan en paralelo a tus avances en nutrición:

- A la vez que comienzas a reducir tu consumo de alcohol, puedes buscar recetas alternativas de cócteles caseros sin azúcar y sin alcohol.
- A la vez que reduces el consumo de zumos envasados, podemos buscar recetas de batidos sin azúcar.
- A la vez que dejas de darles protagonismo a las galletas y a los cereales de desayuno, puedes aprender a hacer tus propias galletas sin azúcar.
- Incorporar más cantidad de legumbres en el menú es una fantástica excusa para aprender a cocinar nuevos guisos.
- Proponerte tomar cada día fruta de postre puede ser la mejor motivación para conocer nuevas recetas de macedonias o ensaladas de frutas.

- Comprar productos de temporada es una genial invitación para aprender recetas nuevas y sabrosas y ahorrar unos euros.

Muchos de los propósitos alimentarios que nos iremos marcando a lo largo de nuestro camino demandarán recursos culinarios, por muy básicos que sean, para que su incorporación sea más sencilla. Aprender a elaborar nuevas recetas saludables que se puedan aplicar a nuestro día a día será una motivación extra a la hora de seguir un plan de alimentación correcto.

Ante la falta de inspiración, la cocina puede ser una nueva dedicación en tu vida —igual que lo es para muchos la actividad física, la fotografía o tocar algún instrumento—. Con el valor añadido de que aprender nuevas recetas repercutirá directamente y de forma positiva en tu salud y en la de la gente que te rodea.

Es suficiente motivación, ¿no?

«NO TENGO DINERO»

Seamos realistas: por desgracia, el dinero es un factor limitante, pero no debe impedir que llevemos una alimentación saludable. Para ello, eso sí, tendremos que conocer en qué vale la pena invertir y en qué alimentos no deberíamos malgastar nuestros recursos.

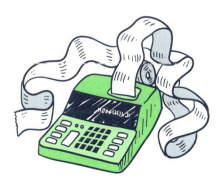

No, comer sano no es más caro

Debido a la falsa imagen que se ha creado alrededor de muchos alimentos, apoyamos la falsa creencia de que para comer sano es necesario gastarse más dinero. La publicidad y los medios de comunicación engañosos son parcialmente responsables de esta concepción, ya que estos nos hacen creer que tenemos que gastar más dinero si queremos alcanzar una salud óptima o hacernos con alimentos de mejor calidad.

Gracias a lo explicado en el capítulo 4, ya sabemos que no es necesario recurrir a alimentos funcionales. Pero es que tampoco es imprescindible comprar alimentos de precios desorbitados solo porque hayamos escuchado que son sanos. Además, existen numerosos ejemplos de alimentos que son saludables, pero que pueden incrementar el precio de nuestra cesta de la compra como el salmón, el lenguado, el aguacate, la quinoa…

No hace falta comprar estos ejemplos en concreto si no disponemos de los recursos necesarios para hacerlo, y una dieta que los incluya no tiene por qué ser mejor que otra con opciones más asequibles como la caballa, las mandarinas o el arroz.

Minimizando el desperdicio

Por desgracia, gran parte de los alimentos que se tiran a la basura se desechan sin haber sido abiertos. El motivo fundamental por el que esto sucede es la falta de previsión en su consumo.

La acción principal que nos permitirá minimizar el desperdicio de alimentos es realizar una compra adecuada y responsable. Para ello, nunca debemos adquirir un exceso de alimentos perecederos a los que no podamos dar salida.

En cualquier caso, si nos encontramos ante un previsible desperdicio de algún alimento, siempre podemos actuar para evitarlo con alguno de los siguientes métodos:

- Adelantar en nuestro menú el plato que contenga ese alimento.
- Preparar con antelación ese plato y congelar el alimento de manera adecuada para tomarlo en el futuro.

Además de todo lo explicado unas páginas atrás, congelar también puede ser una gran forma de evitar el desperdicio alimentario y es una solución recurrente que podemos emplear ante la duda. Si no tenemos seguridad sobre si finalmente usaremos o no algunos alimentos durante la semana, es preferible congelarlos a tener que tirarlos debido a una mala previsión.

Vigilar de manera regular las fechas de caducidad y consumo preferente es también fundamental en este aspecto. Además, otro factor que hay que tener en cuenta será la disposición del frigorífico. Una buena organización de los alimentos que guardamos dentro de nuestra nevera nos ayudará a no «olvidarnos» de consumir aquellos productos que se puedan estropear. Una de las directrices que no debemos olvidar es la que nos dicta la norma FIFO (*first-in, first-out*). Esta viene a decirnos que debemos poner los elementos que llevan más tiempo en el frigorífico, o que están a punto de echarse a perder, justo en primera línea de la nevera. De este modo los tendremos siempre presentes y recurriremos a ellos lo antes posible evitando malgastar alimentos.

Sin embargo, muchas familias hacen justo lo contrario: «empujan» los productos ya existentes hacia el fondo de la nevera y comienzan consumiendo justo lo que acaban de comprar. De esta manía surge la pérdida de alimentos perecederos, lo que se deriva en un gasto económico innecesario.

Cocina de aprovechamiento

Una consecuencia lógica de minimizar el desperdicio es la necesidad de reaprovechar todo lo que va a caducar o a perecer. La cocina de aprovechamiento es una filosofía sostenible y económica.

Los pasteles, budines, lasañas, croquetas, albóndigas... son preparaciones que nos permiten usar esos restos «feos» que muchas veces son poco apetecibles ya que se quedan secos y son poco vistosos tras otra preparación.

Carcasas, espinas, recortes de carnes y de pescados, pieles de verduras... todos estos restos orgánicos todavía tienen un uso más antes de ir directos a la basura. Como supondremos, el uso más sencillo es el de realizar caldos y sopas para posteriores preparaciones.

Si en una receta vas a usar «media unidad» de verdura, no dejes la otra mitad en el frigo. Muchas veces se nos olvida que está ahí, envuelta en plástico o en papel de aluminio. Pícala en trozos finos y congélala.

Si se te va a poner mala una gran cantidad de fruta, en lugar de preparar alternativas como mermeladas o conservas, puedes simplemente partirla en trozos y congelarla.

Si te sobra verdura, puedes usarla para hacer cremas o sopas. Emplea esos excedentes con los que no sabes qué hacer en lugar de preparar tus recetas partiendo de la verdura fresca.

Cualquier verdura, o legumbre que haya sobrado puede ser utilizada también para hacer alguno de los patés vegetales que te proponía en el capítulo 7.

Ahorrando en la fuente de proteínas, una gran oportunidad

Hay ingestas o productos que permiten un margen de ahorro muy pequeño, principalmente porque son imbatibles en precio. Un ejemplo simple puede ser el de las galletas. Ante un producto hecho con harina, azúcar y aceite de palma, poco vamos a poder ganar en economía. Así que las comidas secundarias —desayuno, media mañana, merienda...— seguramente nos saldrán algo más caras cuando estamos siguiendo un menú más saludable. Esto es importante asumirlo desde el primer momento.

Sin embargo, donde sí que existe un margen de ahorro importante es en las comidas principales —comida y cena—. Especialmente en la elección de las fuentes proteicas.

Unos de los alimentos que más suben el precio de nuestra compra son las carnes y los pescados. Si buscamos ahorrar, una de las alternativas más sensatas es sustituir la fuente proteica por huevos y legumbres. Las legumbres tienen un precio muy asequible, de entre cuatro y seis veces más barato que la carne o el pescado por ración. Además, tienen una vida útil muy larga por estar desecadas. Incluso podemos adquirir otros derivados de las legumbres como pueden ser la soja texturizada o el tofu, que son mucho más baratos si los compramos al peso. Los huevos también salen mucho más económicos, incluso en sus versiones más caras (huevos camperos y huevos ecológicos).

Cosas que salen más caras de lo que pensamos

Algunos productos que se identifican como «baratos» acaban saliendo caros porque no pagamos por la materia prima en sí misma. Ejemplos como las salchichas, las varitas de merluza, los rebozados congelados y otros pescados y carnes procesadas no son en realidad versiones baratas a la hora de comprar proteína, sino que estamos pagando por una gran merma de producto. Al final, lo que realmente estamos haciendo es invertir en féculas, almidones y otros ingredientes que son mucho más baratos, tal como ya desmitificamos en el capítulo 1.

Con algunos platos preparados sucede lo mismo. Podemos pensar que estamos pagando un precio razonable por cremas de verdura o caldos, cuando lo que realmente estamos comprando es un gran porcentaje de agua o de patata.

Hay familias que descartan un aceite de oliva virgen u otra materia prima de mayor calidad por ser un poco más cara. Sin embargo, la inversión en productos de calidad sí que vale la pena. Debemos preguntarnos dónde podemos percibir verdaderos márgenes de ahorro, centrándonos siempre en que no estamos hablando de marcas, sino de productos.

Las piezas de bollería, los cafés fuera de casa o los almuerzos en nuestro centro de estudios también pueden parecernos gastos pequeños, pero debemos tener en cuenta que son acumulativos. La mayoría de las veces no se identifican como importantes, pero si los sumamos todos, veremos que a la hora de la verdad acaban repercutiendo de forma notable en nuestra economía. Es preferible comprar varios kilos de fruta en casa y planificar sus ingestas, a destinar dinero de forma paulatina en comprarnos cafés o picoteos de media mañana en el bar o cantina a los que solemos acudir.

Un gasto que repercute más de lo que pensamos en nuestra economía es comer fuera de casa. Bares, restaurantes, cadenas de comida rápida... A veces perdemos la perspectiva intentando ahorrar unos céntimos a la hora de escoger un producto de calidad en el supermercado, sin darnos cuenta de que realmente una gran parte de nuestro presupuesto se nos escapa con estas prácticas.

Sin embargo, malgastamos dinero casi sin darnos cuenta en una visita a un restaurante de comida rápida o en un encargo de comida a domicilio. Estas actividades, por supuesto, son contemplables en cualquier plan de alimentación familiar, pero, a veces, vale la pena plantearse dónde están mejor invertidos esos diez euros por persona o qué preferimos limitar en caso de necesidad.

Con el precio de una comida en un bar o en un restaurante podemos prácticamente adquirir alimentos para que una persona consuma durante toda la semana.

Si el ahorro es una de nuestras prioridades, no hay nada como limitar esa clase de «salidas» y de «pedidos», para no vernos obligados a prescindir de productos de calidad en nuestra cesta de la compra.

«EN CASA TENEMOS NECESIDADES DIETÉTICAS ESPECIALES»

Cambiando el enfoque de la alimentación infantil

Es curioso que a veces tengamos que hacer esta observación, pero en ocasiones se nos olvida que los niños son seres humanos en versión reducida, es decir, que pueden comer lo mismo que los adultos pero en menor cantidad, cosa que, además, han venido haciendo durante toda nuestra existencia hasta la aparición de la industria alimentaria de los productos infantiles.

Por supuesto, durante los primeros meses de vida, los niños deberían basar su alimentación en la lactancia materna, y, a partir del sexto mes, seguir un plan progresivo para empezar con la alimentación complementaria y descubrir los alimentos que hay en su entorno.

Pero ¿sabes qué? Antes de que nos hicieran creer que las papillas, los potitos y las leches de continuación eran imprescindibles… ¡los niños comían comida! Por supuesto, con las limitaciones y las precauciones correspondientes a su edad y desarrollo.

Una vez que nuestro pequeño ha terminado el proceso de alimentación complementaria, simplemente se incorpora a la rutina de alimentación de la familia, y, desde ese momento, deja de estar justificado hacer preparaciones diferentes para él (salvo casos concretos de grupos vulnerables).

Por lo tanto, tener un niño en casa no debería ser, ni mucho menos, un obstáculo para comer sano. Más bien, debería tratarse de todo lo contrario, siendo una motivación más para dedicarle mayor empeño a la alimentación de todos los miembros de la casa y facilitar así la incorporación de buenos hábitos alimentarios como rutina a los más pequeños.

Además, la mayoría de las adaptaciones «para niños» que realizamos suelen empeorar la calidad nutricional del plato. Cuando hablamos de hacer un «menú infantil», no aparece en nuestra cabeza el valor nutricional, y, desgraciadamente, sí lo hacen otras prioridades como la comodidad o el sabor. De ahí que sean tan recurrentes algunas opciones malsanas como las empanadillas, las croquetas, la pasta, la *pizza*, los *nuggets* o las varitas de merluza en los menús infantiles.

Dietoterapia en casa

Tal como vimos en el capítulo 4, recurrir a alimentos «aptos para...» o «diseñados para...» no es una buena idea ni en cuanto a lo económico ni en cuanto a lo saludable.

El hecho de pensar que cada miembro de la familia debe comer cosas diferentes, refiriéndonos a las necesidades nutricionales, ha sido una incorporación reciente a nuestra cultura alimentaria. Aunque siempre han existido tradiciones que dictan a quiénes corresponden o quién tiene preferencia a la hora de escoger diversos alimentos, estas no se basaban en criterios dietéticos, sino culturales.

Salvo en planes alimentarios muy concretos, en la mayoría de los hogares no está justificado cocinar ni comprar productos diferentes para cada persona. Esta acción consume tiempo y dinero, y es un esfuerzo poco rentable a la hora de planificarnos.

Es mucho más sencillo basar la alimentación de la familia en opciones que sean aptas para todo el mundo que dedicarnos a elaborar una comida distinta para cada persona.

Casos muy frecuentes pueden ser los de familias que cuentan con un miembro que necesita un plan de alimentación para prevenir complicaciones cardiovasculares, manejar la diabetes o evitar el gluten por su celiaquía. ¿Vale la pena elaborar siempre platos diferentes para esta persona? Por supuesto, depende del caso y de la intolerancia o patología, pero, por lo general, la respuesta a esta cuestión es «no». Simplemente porque estas tres enfermedades y otras muchas más pueden sortearse sumando las recomendaciones de este libro con sus consideraciones específicas.

Una dieta para reducir el riesgo cardiovascular es algo que puede, y que debe, seguir toda la familia. No solo quien sufra esos factores de riesgo.

Una dieta para manejar la diabetes está basada, simplemente, en una alimentación que puede, y debe, seguir toda la familia. Además de comer lo mismo que las personas con las que convive, la persona con diabetes tendrá que atender de manera extra a su tratamiento médico.

Una dieta exenta de gluten es una alimentación que puede, y debe, seguir toda la familia. Con ella nos evitaríamos, entre otros, problemas de contaminación cruzada.

En cambio, si la basamos en materias primas, nos daremos cuenta de que la familia puede comer los cereales con gluten y ¡EL RESTO!: fruta, verdura, hortalizas, legumbres, carnes, pescados, huevos, frutos secos, mariscos, aceites, semillas… ¿Cuál de las opciones es mejor? Desechemos los cereales para todos los miembros de la casa y pasemos a alimentarnos de forma saludable y conjunta.

Precisamente, concebir la alimentación de las personas que sufren estas patologías como algo que requiere «alimentos específicos» ha sido uno de los elementos que nos ha hecho creer que estos sujetos tienen necesidades muy complicadas de cubrir.

Esto es, por supuesto, mentira. Lo realmente grave es que pensamos que la solución a este problema consiste en comprar leche con omega-3, turrones aptos para diabéticos o tallarines sin gluten. Y, por el contrario, lo realmente importante es tratar de afrontar este reto comprando materias primas aptas y no procesadas con las que elaborar platos de los que estas personas puedan disfrutar.

En este sentido, la gran mayoría de elecciones para toda la familia que ya hemos incluido en nuestra rutina diaria, si hemos seguido de forma positiva los consejos dados hasta este punto, nos valdrán con toda seguridad para un menú global adaptado a todo tipo de factores de riesgo y patologías. Así que comer de forma saludable, si tenemos una buena base teórica y una buena planificación práctica, es fácil, barato, saludable y apto para toda la familia.

¡EL MITO!

COMER SIN GLUTEN ES MUCHO MÁS CARO

Depende. Lo que verdaderamente dispara las cestas de la compra son las versiones «sin gluten» de productos procesados. Es decir, utilizar arroz, maíz u otros cereales para poder preparar productos procesados que, por lo general, demandan derivados del trigo.

El quid de la cuestión es que una alimentación exenta de gluten no debería basarse en estos productos, sino en otras materias primas.

¿Cuándo parece que seguir una alimentación sin gluten es una odisea? Cuando queremos basarla en productos «sin gluten» como salsas, procesados, platos preparados, harinas, panes… Opciones que no solo son poco saludables, sino que también son las causantes de que las cestas de la compra de las familias con celiaquía alcancen precios desorbitados.

CAPÍTULO 9:
LOS RETOS FUERA DE CASA

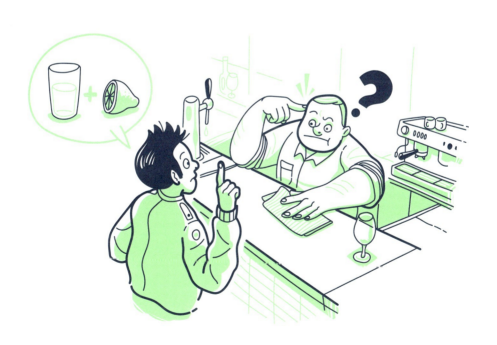

Salir de casa es alejarnos de nuestra zona de confort, por lo que la mayoría de las veces supone exponernos a un ambiente no controlado. En los capítulos anteriores hemos comenzado a cimentar un entorno saludable en nuestro hogar, sin embargo, salir «ahí fuera» sigue volviéndose hostil ya que nos vuelve a enfrentar a los anuncios, a las máquinas de *vending*, a la restauración de mala calidad, al trabajo y a los medios de transporte.

COMER DE *TUPPER*

El *tupper* (o fiambrera) está a la orden del día en nuestros trabajos, centros de estudios e, incluso, comedores escolares. Cada vez son más las personas que se llevan la comida preparada desde casa, tanto por motivos económicos, como de calidad en la restauración colectiva.

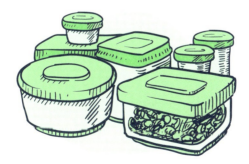

Cambiar nuestra rutina de alimentación si solemos «comer de *tupper*», no tiene por qué ser más complicado que si comemos a diario en casa. Todo dependerá de cómo enfoquemos los platos que nos vamos a llevar. Si tratamos de verlo con perspectiva, el *tupper*

es uno de los escenarios más deseables a la hora de establecer una nueva rutina alimentaria saludable, dado que tenemos el mayor control posible sobre la comida que vamos a ingerir y añadir más elementos durante las comidas no será tan sencillo como si estamos en casa al lado de una despensa llena. Así que comenzar una vida más saludable empleando la fiambrera estará exclusivamente determinado por nuestras elecciones y no tanto por el ambiente de nuestro trabajo.

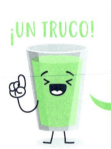

¡UN TRUCO!

ALIÑO PARA ENSALADAS

No es buena idea aliñar las ensaladas dentro del *tupper* para llevar, ya que las hojas de lechuga o los brotes se ponen mustios pasado un rato. Un recurso es mezclar el aliño en un tarrito cerrado que podamos transportar y adicionarlo directamente cuando nos dispongamos a comer la ensalada.

Otra de las opciones es añadir el aceite a una base de legumbres, y llevar aparte las hojas de lechuga o brotes para que no entren en contacto con el aceite desde el inicio. Antes de comer solamente tendremos que añadir las hojas o brotes y agitar el *tupper* para que se mezcle el aceite y la sal de forma homogénea.

También debemos pensar que algunas verduras se pueden llevar crudas y cortadas en la propia fiambrera, y, en el trabajo, podemos prepararlas con unos minutos de cocción al microondas. El brócoli, la coliflor o el romanesco son claros ejemplos de verduras que se pueden preparar de esta manera.

Parte proteica

Los filetes de carne y de pescado son opciones válidas, pero muchas veces se pueden quedar secos, sobre todo al recalentarlos. Para solventar este problema, es mejor escoger preparaciones en salsa como los estofados, los potajes o los guisos.

Las legumbres son también un recurso muy versátil: en ensalada, hummus, puré, potaje, hamburguesas, falafels, tofu… Deberíamos consumirlas, al menos, un par de veces a la semana durante los cinco días laborables.

El huevo (que podemos llevar incluso cocido), el pescado o los moluscos también son una opción saludable. Para los que van incluso con más prisa, las conservas de pescado saludables que ya hemos visto en anteriores capítulos pueden ser una opción instantánea e igualmente correcta.

El resto de las cuestiones son las mismas que las de cualquier comida saludable, por lo que la bebida de elección será agua, el postre, las frutas, y si deseamos tomar luego café o infusiones, serán preferiblemente sin azúcar añadido.

Higiene y precauciones cuando nos llevamos nuestra comida fuera de casa

Uno de los problemas a los que nos enfrentamos al usar la fiambrera es el aspecto microbiológico: nuestra comida se encontrará a temperatura ambiente unas cuantas horas, sufriendo un crecimiento bacteriano con su consiguiente deterioro. Por ello, es imprescindible que nuestra comida no pase la noche sin refrigerar. Otra opción, como ya hemos anticipado, puede ser la de tener comidas previamente preparadas dentro del congelador de casa. Si disponemos de ellas, podremos llevarlas por la mañana al trabajo o a la escuela, ya que se irán descongelando hasta que llegue la hora de comer.

EN EL TRABAJO

De todos los escenarios posibles, el de la manipulación de la comida en fiambrera en el trabajo es el más sencillo, dado que muchas veces se dispone de frigorífico o de microondas. Es importante considerar que el microondas no alcanza temperaturas elevadas, por lo que no elimina gran parte de la carga bacteriana. Si disponemos de un frigorífico en nuestro trabajo, debemos usarlo para evitar el crecimiento bacteriano a temperatura ambiente.

Recuerda usar siempre plásticos homologados y de uso alimentario (los cuales presentan un tenedor y un plato en su exterior), e intenta calentar los alimentos preferiblemente en un plato que no sea de plástico. Estos materiales nos garantizan una seguridad alimentaria que no tendremos si usamos otro tipo de polímero o plástico no autorizado.

MENÚ DEL DÍA FUERA DE CASA

Un tercio de las personas en una gran ciudad come fuera de casa, y, el 90 % de las veces lo hace por motivos laborales.

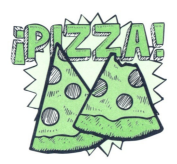

Los hábitos de vida durante la última transición alimentaria han tendido a volverse extradomésticos, con un mayor número de comidas fuera del hogar y con una menor disposición de tiempo para dedicarlo tanto a la compra como a la preparación de los alimentos. Aproximadamente un 60 % de la sociedad afirma que no lleva una dieta saludable por falta de tiempo, o porque se ve obligadas a comer fuera de casa.

A su vez, las personas que comen fuera de casa suelen destacar dos particularidades:

- La comida es más pesada o energética que la que tomarían en casa.
- Las comidas fuera de casa son más abundantes (nunca menos).

Curiosamente, los consumidores señalan que lo que más echan en falta en los menús del día son:

- Pescados y mariscos (41 %).
- Frutas (36 %).
- Verduras (36 %).
- Legumbres (22 %).

Si a esta información le sumamos que el 80 % de las personas elige restaurante por motivos de cercanía, parece que el contexto y los datos nos están pidiendo a gritos una mejora en la oferta de menús saludables en los restaurantes con menú del día.

RECAPITULANDO: estos locales de restauración tienen un público cautivo que acude a ellos por motivos laborales. Personas que son conscientes de la abundancia de las comidas que se sirven en estos establecimientos y echan de menos alimentos más saludables.

No parece haber indicios de que si los restaurantes hiciesen una oferta más saludable fuesen a reducir su clientela.

Blanco y en botella.

Eligiendo un menú del día saludable

Las directrices que debemos seguir para optar por un menú del día saludable son las que aplicaríamos al hacer una comida principal con esas características.

No obstante, hay ciertas observaciones que se pueden tener en cuenta a la hora de mejorar o de elegir adecuadamente entre la abrumadora oferta de bares y restaurantes.

Elección de los platos

Tal como recomendábamos en el capítulo 6, y viendo el perfil de comidas que hay en un menú del día convencional, la premisa básica en un día sedentario sería la de evitar pastas, harinas y arroces, y escoger en su lugar aquellos platos que contengan más verduras.

Opción proteica

Salvo que vayamos a sitios especializados, la gran mayoría de locales ofrece únicamente las opciones de carne o pescado como segundo plato.

Si buscamos una alternativa para aligerar nuestra comida, muchas veces se nos permite la opción de pedir dos primeros platos del menú en lugar de un primero y un segundo. Por lo general, entre los primeros solemos encontrar ensaladas, platos con vegetales y revueltos o tortillas. Por lo tanto, una buena conformación de menú sería combinar una ensalada con un revuelto, o una crema de verduras con una tortilla.

La guarnición

Uno de los mejores consejos que se puede seguir a la hora de comer fuera de casa es el de pedir que nos pongan siempre verdura como guarnición. La asignación tradicional suele ser «carne con patatas» y «pescado con verduras», no obstante, en cocina tendrán las preparaciones realizadas por separado, de modo que si les pedimos verduras para la carne, seguro que nos corresponden adecuadamente.

Aperitivos

En ocasiones, mientras estamos esperando el primer plato del menú pueden agasajarnos con diversos aperitivos, como patatas fritas o frutos secos salados, que no suelen ser saludables. Intenta no fijarte en estos «detalles» para evitar caer en la tentación o pide con amabilidad que no te los sirvan. En caso de que estos aperitivos sean saludables, como las aceitunas o los encurtidos, podemos picar alguno antes de nuestra comida.

Postre

La gran mayoría de los restaurantes ofrecen, entre sus postres, muchos dulces y distintas tartas; pero también cuentan con fruta fresca en su menú, así que priorízala. En ocasiones el servicio incluso olvida nombrar la fruta como opción de postre, por lo que siempre podremos esperar y preguntar: «¿Qué hay de fruta?».

En el improbable caso de que no dispongan de fruta dentro del menú, optaremos por pedir simplemente un café o una infusión sin azúcar.

Agua

Parece que en los bares más castizos casi nos están sirviendo una cerveza en cuanto entramos por la puerta. No dejemos que pidan por nosotros mismos, ni el personal del establecimiento ni quien nos acompañe. Pide siempre agua para que esto no te suceda. En algunos lugares incluso sirven agua del grifo de forma gratuita, de modo que podremos ahorrar dinero y no malgastar envases de manera innecesaria.

EJEMPLOS DE MENÚS DEL DÍA. ¿QUÉ ELEGIR? ¿QUÉ MODIFICAR?

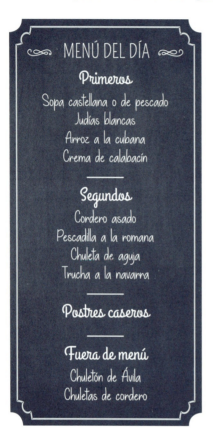

MENÚ DEL DÍA

Primeros
Sopa castellana o de pescado
Judías blancas
Arroz a la cubana
Crema de calabacín

Segundos
Cordero asado
Pescadilla a la romana
Chuleta de aguja
Trucha a la navarra

Postres caseros

Fuera de menú
Chuletón de Ávila
Chuletas de cordero

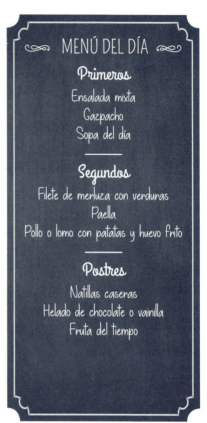

MENÚ DEL DÍA

Primeros
Ensalada mixta
Gazpacho
Sopa del día

Segundos
Filete de merluza con verduras
Paella
Pollo o lomo con patatas y huevo frito

Postres
Natillas caseras
Helado de chocolate o vainilla
Fruta del tiempo

MEJORES OPCIONES:

1. Crema de calabacín + pescadilla o trucha
2. Crema de calabacín + judías blancas
3. Judías blancas como plato único
4. Sopa de pescado + judías blancas

MEJOR OPCIÓN:

1. Ensalada o gazpacho + merluza

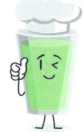

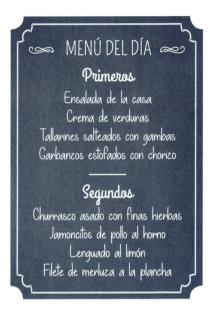
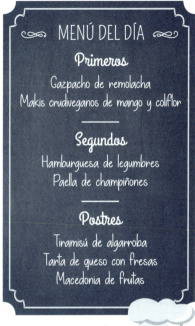

MEJORES OPCIONES:

1. Ensalada o crema + lenguado o con merluza
2. Ensalada o crema + garbanzos
3. Garbanzos como plato único

MEJOR OPCIÓN:

1. Gazpacho de remolacha + hamburguesa de legumbres

COMER EN BARES Y RESTAURANTES: DE TAPEO SALUDABLE

Comer en restaurantes y bares escogiendo opciones que estén fuera de menú podrá ser una opción saludable dependiendo principalmente del lugar al que acudamos, y, por supuesto, también de nuestras elecciones.

Por lo general, la mayoría de las tapas y raciones que se sirven en bares y restaurantes no suelen ser saludables ni están preparadas de la mejor forma posible. A veces resulta un poco frustrante acudir a comer o a cenar con amigos y familia sabiendo que nos veremos casi forzados a saltarnos todas las directrices de una alimentación saludable.

Este tipo de ocio no es un problema si ocurre de manera puntual, pero cuando se convierte en una rutina semanal, o, incluso, casi diaria, sí que puede afectar de forma notable al valor nutricional de nuestra alimentación.

Aunque pueda parecer que no nos queda otra opción, la solución no pasa por quedarse en casa y renunciar a esos momentos con nuestros amigos, sino simplemente por hacer mejores elecciones. Es cierto que la oferta habitual no nos lo pone precisamente fácil, pero, con un poco de voluntad, algo se puede hacer. Cuando vayas a escoger tus tapas o raciones, céntrate en aquellas versiones que contengan ingredientes como los que te proponemos:

- Toda clase de ensaladas (prestando especial atención a las salsas que puedan llevar).
- Verduras a la plancha, parrilladas, pisto de verduras, berenjenas rebozadas, flores de alcachofa...
- Setas, champiñones u otros hongos.
- Revueltos de huevo o tortillas (normalmente suelen estar acompañados de verduras, gambas, champiñones...).
- Moluscos o mariscos como calamares a la plancha, mejillones al vapor, berberechos...
- Las carnes y los pescados como platos principales suelen ser sin procesar, por lo que, por lo general, serán buenas opciones.

También debemos limitar las frituras, ya que es una de las opciones más extendidas en los bares que tienen tapas para compartir. Para solucionarlo, podemos no escoger ningún plato de esta clase, o escoger solo uno, ya que en ellos es muy común encontrar patatas bravas, berenjenas, calamares, chopitos… repletos de aceite que no siempre será de buena calidad.

También podemos cambiar el chip e innovar a la hora de cenar en sitios diferentes para cambiar de rutina, pero, como siempre, de forma saludable. Frente a la cocina tradicional, muchas veces se nos abren posibilidades en restaurantes de diferentes culturas, por ejemplo:

- **Orientales**: sopas, setas, tempuras, verduras varias, tofu, edamame, sashimis…
- **Árabes**: hummus, falafel, tabulé, mutabal, muhammara, babaghanush…
- **Indios**: curris, dhal, verduras con arroz…
- **Hispanoamericanos**: guacamole, ceviches, frijoles…

DESAYUNAR FUERA DE CASA

Desayunar fuera, aunque nos pese, suele ser casi siempre un error. Los desayunos de nuestro entorno son un auténtico despropósito nutricional: tostadas de pan blanco, bollería, galletas, batidos…

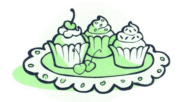

Salvo que conozcamos un buen sitio especializado en desayunos que ofrezca opciones saludables, en el mejor de los casos solo nos encontraremos tostadas de pan blanco con aceite y tomate, y lo peor de todo es que tendríamos que considerarlas una opción bastante aceptable teniendo en cuenta el resto de las alternativas que ofrece nuestro entorno.

Afortunadamente, cada vez son más los sitios que se suman a las opciones saludables para comenzar bien el día y ofrecen tostadas integrales que se pueden acompañar con aguacate, tomate, verduras..., y también buenas alternativas como yogures con frutos secos o incluso *porridge* de avena. Mientras esperamos que esta oferta siga creciendo, tenemos que ser conscientes de la realidad, y es que, a día de hoy, es poco probable encontrar un buen sitio que cumpla estas directrices. Así que o lo buscamos por tierra y mar, o difícilmente nos cruzaremos con ellos.

Un buen recurso para desayunar fuera es el de recurrir a las tortillas o a los huevos revueltos. Una alternativa que acompañada de café, té o infusiones sin azucarar nos puede permitir «salvar» la situación.

TOMAR ALGO POR AHÍ

Una vez identificadas las bebidas saludables, es muy frecuente tener la sensación de que apenas tenemos alternativas; la gente se suele preguntar: «¿Entonces qué bebo? ¿Agua?».

Por supuesto, el agua es una buena opción, pero no es la única que podemos consumir cuando estamos fuera. Otras alternativas que podemos barajar son algunas como las siguientes:

- Café
- Té
- Infusiones
- Agua con gas y limón
- Cerveza sin alcohol
- Zumo de tomate

Todas estas bebidas pueden ser muy versátiles y casar perfectamente con los diferentes momentos y ambientes de los que disfrutemos.

Si durante un aperitivo todo el mundo está consumiendo refrescos o bebidas alcohólicas, tener a mano un agua con gas y limón puede hacernos sentir más integrados en el ambiente en el que nos encontramos. Lo mismo sucederá cuando estemos de fiesta por la noche y no queramos consumir bebidas alcohólicas. Un buen recurso para este momento será la cerveza sin alcohol.

Cuando la gente sale a tomar un café o un té, muchas veces lo hace acompañándolo de otros alimentos menos saludables como pasteles, dulces, galletas… Debemos tener en cuenta que este es el mayor riesgo al que nos vemos expuestos durante estos planes, por lo que será preciso interiorizar que tomaremos una bebida sin acompañamiento, o, en el mejor de los casos, con alguna opción saludable que ofrezca la carta.

No obstante, aun a pesar de este peligro, escoger infusión o café sin azúcar siempre será una buena alternativa en casi cualquier contexto.

Por último, podemos contar con el zumo de tomate como aliado para acompañar aperitivos y salidas. Su impacto en el organismo no es el mismo que el de otros zumos, ya que se obtiene con tomates muy maduros y durante su procesado conservamos la mayor parte de pulpa, lo que no sucede con los demás zumos envasados.

EXCURSIONES Y SALIDAS

Cuando realizamos una excursión o una salida de uno o más días debemos llevar el equipaje y las provisiones necesarias. Es habitual cargar con productos envasados como patatillas, galletas, *snacks*, refrescos… o bocadillos de pan blanco y embutido, porque estas parecen las opciones más sencillas y fáciles de improvisar de forma rápida.

Cuando hacemos esta clase de planes es fundamental la organización y la anticipación para no tomar malas elecciones.

Una buena directriz es la de plantearnos que la comida para una excursión, tanto de playa como de montaña, sea fresca, que nos aporte agua, que se digiera fácilmente y que nos permita seguir con la actividad que teníamos prevista.

Si contamos con una nevera tradicional de playa o una mininevera térmica para llevar nuestras preparaciones, podemos pensar en incluir:

- **Fruta**: fundamental por su contenido en agua y por su versatilidad.
- **Agua**: ni refrescos, ni zumos ni, por supuesto, alcohol. Si queremos llevar algo diferente e innovar, podríamos preparar en casa una infusión fría o un té y echarle unas hojas de menta o un poco de limón. Para transportar esta bebida nos bastará con un termo que mantenga el frío o el calor de la elaboración, según prefiramos.
- **Platos saludables**: como ensaladas, tortillas o gazpachos.
- Un *tupper* de hummus o guacamole acompañado de *crudités* (en forma de palito para que sea más cómodo) de zanahoria, apio y pimiento.
- Los huevos cocidos también serán una buena opción.

Todas estas ideas, además, se pueden encontrar fácilmente en cualquier supermercado. Así que, incluso si no has tenido tiempo de preparar la excursión de forma anticipada, podrás adquirirlo todo en el mismo día y elaborarlo en pocos minutos.

Si nuestra jornada fuese más larga y no contamos con refrigeración, podemos recurrir a los frutos secos y los sándwiches de pan integral. Para rellenar nuestro bocadillo nos valdrá con cualquiera de las opciones de bocadillos saludables que hemos propuesto en el capítulo 7.

También podemos recurrir al *tupper* para hacer una ensalada. Será mejor que se base en legumbres y verduras duras como el pimiento o el pepino que en brotes y hojas, ya que su duración será mayor de este modo. Otra alternativa disponible será, por ejemplo, la ensalada de patata, huevo, atún y aceitunas.

ALIMENTARSE CUANDO VIVES VIAJANDO

Este es uno de los mayores retos a los que nos enfrentaremos, porque se concatenan varios ambientes distintos con no muy buenas ofertas. Las cafeterías o los puntos de adquisición de las estaciones, bares y aeropuertos no suelen dar lugar a buenas elecciones, y, cuando lo hacen, es de manera anecdótica y no demasiado económica.

El mayor problema en estos contextos es que, si nos dejamos llevar y no anticipamos las situaciones que nos vamos a encontrar, acabaremos tomando un café rápido al salir de casa, desayunando en un bar, comprando el picoteo de media mañana en una máquina de *snacks*, comiendo en el bar más cercano a nuestro lugar de trabajo y regresando a casa tras habernos bebido otro café acompañado por los *snacks* que ofrece la cafetería de la estación.

Evitar todos esos momentos en los que nos vemos empujados a malas elecciones es tan sencillo como:

- Llevar contigo unos frutos secos.
- Llevar contigo una pieza de fruta o algo de fruta deshidratada.
- Llevar contigo una botella de agua.
- Pedir los platos del menú del día de forma adecuada.
- Buscar un buen sitio para comer cerca de donde trabajas.

En mi caso, mi menú y rutina son itinerantes, y, aunque requieren un cambio de mentalidad inicial, una vez que incorporas estas pequeñas modificaciones a tu rutina, todo va fluyendo prácticamente de forma espontánea. Por supuesto, estas directrices son aplicables cuando viajamos en transporte público o en nuestro propio vehículo.

Cuando tu rutina comience a funcionar, terminarás por prepararte unos higos secos, las nueces y la botella de agua con el mismo automatismo con el que te llevas las llaves y la cartera antes de salir de casa.

EL OCIO COMO DETERMINANTE DE MUCHAS DE NUESTRAS ACCIONES

No podíamos terminar este capítulo sin una pequeña reflexión sobre lo que nos sucede en aquellos contextos en los que estamos fuera de casa.

Por desgracia, el tipo de ocio que nos rodea no es saludable. La mayoría de las celebraciones están ligadas a conductas de salud poco recomendables: consumo de alcohol, comida en exceso, tabaquismo…

Paradójicamente, de alguna manera hemos conseguido que los momentos sociales con la gente que queremos se acaben convirtiendo muchas veces en factores de riesgo para esta.

Por ejemplo, es muy disonante que a los niños se les premie con la misma comida que se les ha advertido muchas veces que no es saludable. O que incluso se les regalen productos superfluos en estos contextos. Estos «premios» contribuyen a perpetuar el deseo por los productos malsanos: siempre rodeados de un momento especial, festivo y de refuerzo. Mientras que la comida saludable pasará a ser la «rutina aburrida».

Dentro de las dependencias, cada vez se tiene más en cuenta el hecho de que el entorno modula en gran medida la respuesta y el valor que damos a ciertos alimentos.

No nos supone el mismo refuerzo tomar chucherías solos en casa, que comerlas rodeados de nuestros amigos, en una fiesta, con música y con un montón de atracciones rodeándonos. Por tanto, es el contexto en su conjunto lo que impregna y refuerza nuestra conducta y nos incita a consumir estos productos poco recomendables.

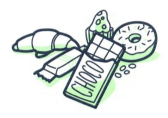

Por ese motivo, entre otros, existen tantos consumos y abusos «sociales» de sustancias realmente nocivas para el organismo, como tabaco, alcohol y comida malsana, entre otras.

La justificación del ocio insano

Frente a estos consumos desmedidos y devastadores para el organismo, muchas veces aparecen esquemas mentales que buscan justificarlos y perpetuarlos. Por ejemplo, frases como «no pasa nada por beber solo los fines de semana» señalan solo una verdad parcial, ya que el problema no es que se beba con mucha o poca frecuencia, sino que se beba en si.

La gravedad radica en el ejemplo contrario: no somos capaces de interiorizar el «no pasa nada si sales y no bebes». Este mantra que mucha gente se repite junto al de «yo puedo salir y si quiero, no bebo», ilustran parcialmente el problema del consumo social del alcohol.

Millones de personas afirman saber que «no pasa nada si no se bebe», o que «se pueden divertir igualmente sin beber», sin embargo, siguen consumiendo alcohol durante sus salidas y sus fiestas.

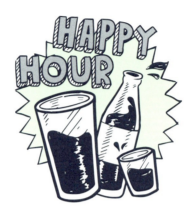

Este ejemplo que hemos desarrollado con el alcohol es también aplicable a la alimentación en nuestros contextos de ocio, en los que al final acabamos perpetuando las mismas conductas nocivas una y otra vez.

Cambiando nuestra relación ocio-comida

Conforme avanza el libro es más fácil identificar que no solo tenemos esquemas sociales que perpetúan la comida insana, sino que este sistema invisible también se traslada a otras facetas de la salud.

Afortunadamente las personas podemos cambiar nuestras rutinas una vez que tenemos identificadas estas malas prácticas. Mediante la anticipación y la planificación hemos conseguido plantearnos un menú y una compra saludable, y la buena noticia es que con nuestro ocio también podemos hacer lo mismo.

«Forzarnos», desde un punto de vista saludable, a hacer más actividad física, a tomar parte en diferentes actividades que nos resulten estimulantes, o a tratar de cambiar los entornos donde desarrollamos nuestras relaciones sociales puede ayudar a mitigar los efectos nocivos de los que hablamos.

Invita más veces a tus amigos a casa en lugar de salir tú de ella. Tu hogar es un entorno más controlado y podrás proponer diferentes alternativas saludables para tus invitados y para ti.

Transforma los «quedar para tomar una cerveza» en «quedar para echar un partido» o en «quedar para hacer algo de deporte». Los contextos en los que te reencuentras con tu gente después de mucho tiempo determinarán elecciones positivas o negativas para tu salud.

Si sales, disfruta de lo diferente y no de la inercia de siempre. A estas alturas del libro seguramente valores de otra forma el salir de casa y escoger alternativas más sanas. O, al menos, ya eres capaz de identificar lo innecesario que es consumir en exceso cuando estamos fuera. Nunca es necesaria ni otra copa, ni otro refresco ni otro postre, y, a lo mejor, simplemente basta con no pedir más.

Puedes elegir para qué quedar. No estamos obligados a hacer algo que no nos apetezca o que nos venga mal. Si en una misma semana tenemos varias opciones para ver a nuestras amistades y andamos mal de tiempo, quizás podemos priorizar y quedar para tomar un café y no para salir de fiesta. Elige qué momentos vas a compartir pensando en ti.

Las relaciones sociales son un nexo importantísimo para mantener una rutina de actividad física y deporte. Si puedes, motívate con la ayuda de otras personas que estén en tu misma situación o en una similar para hacer una actividad física planificada, tanto de manera rutinaria como excepcional. Frente a una casa rural con cervezas y copas, también puede haber un plan alternativo como irse de ruta.

La idea es transversalizar lo aprendido de una manera positiva e integrarlo también en tu vida social. Esto puede crear rechazo, e incluso burla, especialmente la de personas muy reacias a cambiar de hábitos, que no tienen la salud entre sus prioridades o que directamente no son capaces de valorar las contribuciones que les aportan los que piensan de un modo diferente.

Si alguna vez te encuentras ante estas situaciones sociales, puedes mirar hacia atrás y visualizar dónde estabas tú mentalmente hace años, qué cosas te hicieron cambiar de parecer y cuánto tiempo necesitaste para ello.

Cambiar los paradigmas mentales es muy complejo, especialmente estando fuera de casa, en nuestro tiempo de ocio y junto a otras personas. Para hacerlo más sencillo, considera que todo el mundo precisa su tiempo y necesita ser testigo de diferentes experiencias para cambiar el chip antes de comenzar su camino en la vida saludable.

El día que te veas haciendo todos estos cambios de forma casi intuitiva será un día para celebrar, porque en ese momento habrás superado este bloque de retos. De alguna forma habrás «domesticado» el ambiente hostil que te rodea.

Enhorabuena, porque la burbuja de salud que ya habías construido en casa gracias a la teoría y a las propuestas de los capítulos anteriores ya no es estática. Ahora te acompaña y va allá donde tú lo hagas. Y, lo mejor de todo, esa burbuja de salud también «cubre» y protege a las personas con las que pasas tu día a día.

FASE 4:
NIVEL NUTRIFRIKI

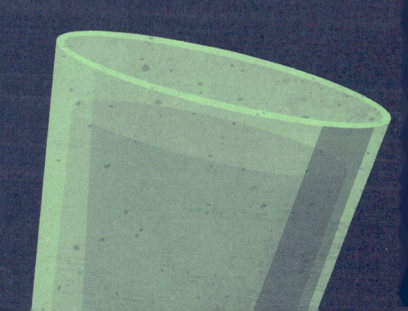

CAPÍTULO 10:
COME SEGÚN TUS VALORES

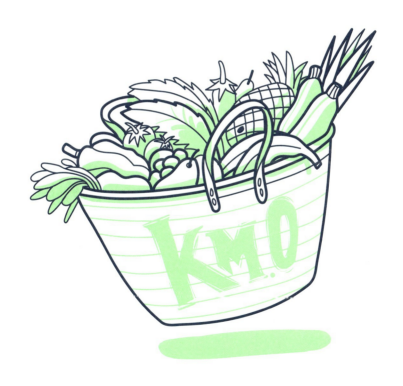

Es posible que al comenzar a leer este libro tu única inquietud fuese la de comer de forma más saludable. Pero lo más seguro es que, a lo largo del camino y llegados a este punto en el que espero haberte podido ayudar a superar tu reto, quizás te hayas planteado otras cuestiones más profundas, o, al menos, puede que llegue un día en el que esto ocurra.

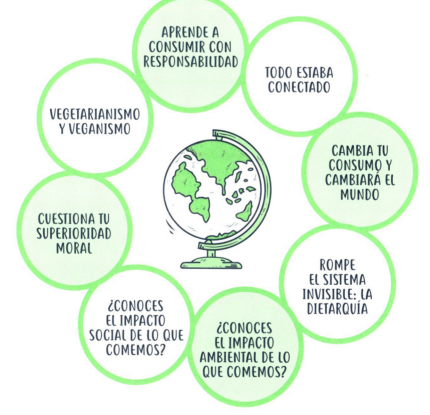

Nuestra alimentación tiene un gran impacto ya no solo en nuestro organismo, también en nuestro planeta, en otros seres vivos, en otras personas y, por supuesto, en nuestra política, sociedad e incluso cultura.

En cualquier caso, si has llegado hasta aquí leyendo este libro es porque sabes de buena mano que hay «algo que no está bien», algo que hace que nuestra dieta cojee en muchos sentidos.

Como científico voy a hacer una llamada de atención y te diré de antemano que el resto de este capítulo, en contraposición con los anteriores, no está basado exclusivamente en evidencias científicas. En esta ocasión integraremos datos, ética, moral y valores. Con lo cual, es posible que algunos de los apartados sean debatibles o te hagan discrepar, dependiendo de cuáles sean tus causas o tus inquietudes. En cualquier caso, espero que te hagan reflexionar y plantearte otras cuestiones diferentes, porque tu alimentación impacta más allá de tu salud.

NUESTRO CONSUMO PUEDE CAMBIAR EL MUNDO

Lo bueno es que ahora ya eres consciente de los errores del sistema y de lo que es mejor para ti. Por suerte, ya cuentas con las herramientas para combatir los obstáculos que se presenten en tu camino.

Cabe también advertir que los valores entran muchas veces en disputa con los factores económicos o temporales, por lo que suelen implicarnos mayor esfuerzo en tiempo y dinero.

Hoy en día, ejercer nuestro modelo de compra como «voto» sirve para impulsar el sistema que queremos que prevalezca y perpetúe. En un contexto tan agresivo, consumir de un modo acorde con nuestras convicciones se ha convertido en la herramienta de política más potente.

Gracias a esta oportunidad, podemos apoyar las causas, las empresas, los productos y los sistemas de producción que creamos conveniente.

Durante este capítulo veremos por qué puede valer la pena consumir más productos vegetales, locales, de temporada y de un tejido social cercano.

Con nuestro consumo, tenemos la oportunidad de apostar por buenas causas como:

- Sostenibilidad
- Justicia social
- Derechos humanos
- Responsabilidad empresarial
- Ética animal

Viendo todo este repertorio de posibilidades, es triste encontrar en la agenda de muchas personas una movilización negativa para ejercer boicot a productos de distintas regiones o países, por motivo de discrepancias políticas e ideológicas.

Ojalá el ser humano tuviese esa misma voluntad y ansia de movimiento para hacer esfuerzos e informarse sobre el origen de los productos. Contribuyendo así a los derechos humanos, a la sostenibilidad, a la ética de producción... y sin centrarnos en castigar a quien piensa diferente que nosotros.

¿Qué hacer para comenzar a alimentarnos y crear un mundo mejor?

- Comprar teniendo en cuenta cómo quieres contribuir.
- Invertir en aquellas entidades afines a lo que quieres apoyar.
- Compartir con terceros la información que facilite estas tareas.

DIETARQUÍA

Antes de tratar de cambiar el paradigma, debemos asumir que esta no es una tarea sencilla ya que vivimos con todos los mitos abordados en *Mi dieta cojea* cargados sobre nuestras espaldas. Lo sencillo, por tanto, sería caer en la comodidad y dejarse llevar por los mensajes y la doctrina que nos rodean. Sin embargo, debemos sobreponernos a estos obstáculos y tratar de dar un paso más hacia el cambio.

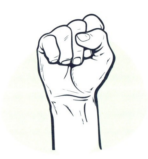

Algunas tesis afirman que para identificar algo de forma correcta debemos etiquetarlo para referirnos a ello. Esto supone señalarlo y nombrarlo. A este respecto, y como recapitulación de las ideas vistas durante el libro, este nos invita a introducir un nuevo término que acuñaremos como *dietarquía*.

La idea de «dietarquía» será comprendida como «el modelo de dieta que se nos ha impuesto desde las instituciones de poder». Con esto me refiero al resultado de toda la información y presión recibida desde nuestro sistema educativo y sanitario, desde los medios de comunicación, la legislación y el sistema de distribución y compra de alimentos.

Al igual que ocurría con el ambiente obesogénico, es necesario asumir que estamos parcialmente a la deriva en el sistema. Para comprenderlo tenemos que interiorizar que:

- La mayoría de la información que recibimos sobre alimentación es errónea o confusa.

- Gran parte de la formación del personal sanitario en nutrición no solo está desactualizada, sino que es directamente contraproducente.
- Estamos completamente rodeados por opciones dietéticas superfluas.
- Los alimentos malsanos están normalizados, y su consumo se relaciona con valores positivos como la diversión, el éxito o la tranquilidad.
- El etiquetado nos dice la verdad con la boca pequeña y las mentiras con la boca grande.
- La alimentación en ciertos mundos, como el del deporte, la estética o la alimentación infantil está infestada de productos malsanos y fraudes.

Todo ello contribuye a que vivamos en una dietarquía, y es esta la que nos dicta cómo debemos actuar sin que seamos conscientes de cómo hay que comer.

Desgraciadamente, ese modelo de consumo no responde a criterios racionales ni científicos. Ya que, de ser así, se enfatizarían cuestiones relacionadas con la salud de la población o con el medioambiente, entre otras.

Querer actuar empleando nuestro propio consumo como arma para salir de la dietarquía requiere de convicción, integridad, empatía y de una alta comprensión de todos los factores que nos hacen creer que hay que comer de una manera determinada.

Puede parecer desalentador. Y es que ser consciente de esta realidad puede ser algo decepcionante que nos sobrepase al principio.

Pero tranquilidad. No desesperes. Seguramente llegará un día en el que sientas que tienes la preparación y la motivación suficientes para convertir tu carro de la compra en un carro de «combate».

EL IMPACTO AMBIENTAL DE LO QUE COMEMOS

La producción de cada uno de los diferentes alimentos genera un impacto muy diferente.

Cada cría o cultivo tiene sus demandas específicas en cuanto a agua, energía, materias primas, procesos de conservación, transporte...

El impacto total que tiene cada alimento que consumimos se corresponde con la suma de todo este proceso. Desde los recursos que se han usado para producirlo hasta la energía que invertimos en prepararlo en casa.

Entre todos los alimentos que podemos producir, cabe hacer una mención especial al proceso de obtención de la carne. Uno de los más ineficientes en cuanto a recursos.

Por lo que se refiere a la eficiencia, alimentar con piensos durante meses a una vaca, a un cerdo o a un pollo requiere de la utilización de muchos más recursos que si el ser humano comiese esos cereales o esas legumbres directamente. En la producción intensiva actual, la mayoría del ganado no consume pastos o forraje, sino otros cereales y legumbres cultivados específicamente para esa finalidad.

Este impacto aumenta todavía más cuando consideramos la cantidad de agua que necesitan los animales para subsistir. Y las cifras se vuelven todavía más preocupantes cuando valoramos la cantidad de productos adicionales que precisamos para llevar a cabo esa producción (combustibles, fertilizantes, pesticidas...).

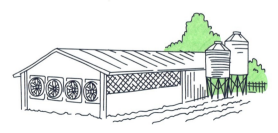

Por eso mismo, producir 1 kilogramo de proteína a partir de carne de ternera es mucho más costoso que si lo obtenemos a partir de las legumbres. Concretamente, si comparamos la carne de ternera con la legumbre, esta requiere:

- 18 veces más superficie de tierra.
- 10 veces más agua.
- 9 veces más combustible.
- 12 veces más fertilizantes.
- 10 veces más pesticidas.

Es decir, la misma cantidad de nutriente —de alto valor biológico en ambos casos—, nos ha costado en promedio diez veces más recursos por el simple hecho de escoger una base animal ante una base vegetal. Es una cuestión de lógica darnos cuenta de que estos datos destapan un auténtico disparate medioambiental.

Actualmente, las emisiones conjuntas del ganado en todo el mundo generan una mayor contribución al efecto invernadero (18 %) que el parque automovilístico mundial (14 %).

Sí, las granjas contaminan más que todos los medios de transporte juntos.

La demanda de agua para la agricultura y la ganadería actual supone el 70 % del consumo diario de agua dulce. El 34 % de toda la materia prima que se cultiva está destinada a alimentar al ganado.

Siendo muy simplistas, podríamos resumir todos estos datos diciendo que el pienso del ganado está compuesto por cereales y por soja. Para producir 1 kilogramo de carne, se requieren entre 7 y 16 kilogramos de soja para el pienso que alimentará al ganado. Entonces, sale bastante más a cuenta que seamos los humanos quienes nos comamos la legumbre, ¿no?

¡EL MITO!

SI COMES TOFU, DEFORESTAS EL AMAZONAS

Uno de los ataques más simplistas que se suele utilizar para coaccionar a las personas que consumen soja es afirmar que el cultivo de esta contribuye a la deforestación.

Esto es solo una verdad a medias, dado que es cierto que el cultivo de soja ha producido mucha deforestación, pero es un monocultivo que se utiliza para pienso animal.

Por tanto, los animales de las granjas que nos rodean son los que están consumiendo el pienso derivado de esa soja, y no los humanos.

De hecho, la producción de soja destinada a consumo humano no suele venir precisamente del Amazonas, sino de países europeos o asiáticos.

Si comes legumbres, estarás contribuyendo a reducir el impacto ambiental, dado que estás tomando una de las fuentes más sostenibles y que menos recursos necesita para generar proteína apta para el ser humano.

Si esta producción la contextualizamos en un momento en el que la agricultura intensiva ha sobrepasado sus límites, seguir produciendo cultivos como hasta ahora no es una opción, y mantener el consumo y la producción actual de carne sería una irresponsabilidad.

El sello ecológico

Las personas que consumen productos ecológicos lo hacen teniendo entre sus principales motivaciones de compra creencias como que este sello es: «mejor para el medio ambiente» o «mejor para la salud». Desgraciadamente estas expectativas no se cumplen, porque los puntos que se garantizan desde la legislación europea son engañosos.

Aunque «la intención» de este método de producción es contribuir a la conservación del medio ambiente, este sello no es, ni mucho menos, una garantía. Las intenciones hay que reflejarlas en forma de medidas, y, desafortunadamente, estas medidas que despliega la normativa no hacen mención a criterios medioambientales de sostenibilidad ni tampoco de salud.

Una vez que hemos entendido los criterios que convierten un producto en «saludable» o en «sostenible», es comprensible que no tenga lógica comprar panela ecológica importada desde otro continente.

El impacto ambiental dentro de la producción ecológica no es siempre menor. Es cierto que la utilización de insumos y su producción asociada es algo más baja, pero la menor eficiencia del terreno cultivable y la mayor superficie necesaria para la explotación hacen que no sea necesariamente mejor.

Por si fuera poco, la certificación está tan solo ligada al proceso de producción, obviando el transporte, el envasado, la conservación... Y, lo que es más importante, el impacto que tiene en sí mismo el alimento producido.

¿Podrían ser catalogados como ecológicos un chuletón o un queso? Al fin y al cabo, son alimentos que requieren una gran cantidad de recursos para ser producidos.

¿Puede ser catalogada como ecológica una fruta que viene de Nueva Zelanda? ¿O una carne que viaja entre continentes?

Lejos de ser un producto destinado a pijos o esnobs, la certificación ecológica supone en último término un «desencanto» que roza el fraude y trunca las expectativas del consumidor. Las personas que compran ecológico, por tanto, son víctimas de unos productos que tienen más imagen que certezas.

Una de las pocas garantías que merecen la pena dentro de la producción ecológica es la de que muchas de sus prácticas sí que están evolucionando hacia un mayor «bienestar» animal. Con mucha probabilidad las gallinas ponedoras de huevos ecológicos y las vacas que son ordeñadas para producir lácteos ecológicos vivirán en mejores condiciones que las de una producción intensiva. Aunque, bien es cierto que estas «mejores» condiciones no dejan de ser para mucha gente un simple maquillaje del sistema de explotación animal.

Las mejores condiciones de vida de los animales hacen que el sistema sea más «ineficiente», de ahí que en la producción convencional imperen prácticas miserables que hacen posible convertir este modelo en un negocio.

No obstante, debe ser decisión de cada persona de forma individual determinar si merece o no la pena sostener estas certificaciones que solo garantizan mejoras parciales, y que, sobre todo, no se corresponden al cien por cien con la realidad de lo que comunican.

En cualquier caso, para satisfacer cada una de nuestras inquietudes —preocupación por el medio ambiente, por el trato animal o por los derechos de los trabajadores— existen otras alternativas.

Otros impactos: envasado, transporte, conservación...

Además de intentar minimizar la huella que deja la propia producción del alimento, deberíamos tratar de reducir aquellos aspectos nocivos para el medio ambiente que se van concatenando hasta su consumo.

Es fácil ser consciente de la cantidad de envasado que generamos con nuestro consumo alimentario. En Europa superamos los 100 kilogramos de envases consumidos por persona al año. Bolsas de plástico, envases, cartón, latas, botellas, tetrabriks… Productos que, en muchas ocasiones, no se reciclan adecuadamente y se acumulan como residuos no biodegradables.

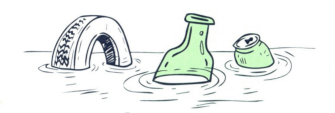

Respecto al transporte de productos en un mundo globalizado, las materias primas están muy dispersas dado que impera la deslocalización que permite contar con proveedores baratos en diferentes continentes. Es paradójico que salga más barato producir una materia prima en la otra punta del mundo y luego importarla. Es también bastante llamativo que todo ese coste extra sea menor que el de las condiciones laborales que se sostienen lejos de nuestros ojos.

Nuestros alimentos recorren de media 3.800 kilómetros desde su lugar de producción hasta nuestra mesa. Todo ello implica un gasto extra de combustible y una generación innecesaria de emisiones.

El consumo de temporada permite optimizar recursos para no tener que importar alimentos desde el otro hemisferio. Además, podremos hacernos con las materias primas justo cuando su cultivo esté en su momento de recolección. Cuando no es necesario importar un producto y, además, este no es de temporada, provendrá, con toda seguridad, de invernaderos, donde se han tenido que generar las condiciones óptimas de producción con el consiguiente gasto energético. Acción innecesaria si nos limitásemos a consumir las materias disponibles según la estación del año en la que nos encontremos.

No tiene mucho sentido comer naranjas en verano ni sandía en invierno. Por lo que, informarte sobre las frutas y verduras de temporada es una acción más que recomendable para que te acompañe en tu compra.

En este sentido y para minimizar el impacto producido por todos estos motivos, compra productos locales, de temporada y con el menor envasado posible.

IMPACTO SOCIAL Y DERECHOS HUMANOS

Tratar de mantener una ética de consumo que invierta en empresas que tratan bien a sus trabajadores es un camino tortuoso y un auténtico quebradero de cabeza.

Las condiciones laborales no siempre se conocen con toda la transparencia que cabría esperar, y las grandes transnacionales recurren a encajes empresariales como la subcontratación de proveedores para sacudirse las malas condiciones y la precariedad de la producción.

El Pacto Mundial de las Naciones Unidas es una iniciativa internacional que promueve implementar diez principios que promuevan la responsabilidad social de las empresas. Sin embargo, la legislación de cada país es muy variable en este aspecto. De entre los estándares que podríamos tomar como referencia para una empresa ética podríamos destacar:

1. Protección de derechos humanos en su ámbito de influencia.
2. Protección de derechos humanos en los proveedores.
3. Libertad de asociación de los trabajadores.
4. Eliminación del trabajo forzoso.
5. Erradicación del trabajo infantil.
6. Abolición de la discriminación en el empleo.

7. Enfoque preventivo que favorezca el medio ambiente.
8. Fomento de iniciativas que promuevan una mayor responsabilidad ambiental.
9. Desarrollo y difusión de tecnologías respetuosas con el medio ambiente.
10. Trabajar en contra de la corrupción, la extorsión y el soborno.

Desgraciadamente, conocer estas premisas no es una garantía de cumplimiento de las mismas. Ya que esta es una iniciativa de libre adhesión, al igual que en muchos otros pactos no vinculantes, en este tampoco figuran aquellas empresas que no lo cumplen. Así que tratemos nosotros de poner nuestro granito de arena comenzando esta pequeña revolución de forma individual, y usemos estos criterios en pos de un consumo más responsable.

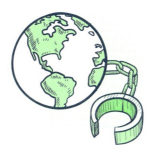

Sinceramente, saber de primera mano en qué empresa adquirir ciertos productos es muy complicado y subjetivo, y, además, requiere de un proceso de investigación bastante exhaustivo.

Una de las principales recomendaciones que se suele dar en este aspecto, es la de priorizar aquellos productos de cercanía y centrarnos en materias provenientes de aquellos países que tengan mejores garantías para sus trabajadores.

Si tienes dudas, muy probablemente las condiciones de vida de quien ha contribuido a un producto nacional o de procedencia europea, serán casi siempre mejores que las de otros países en vías de desarrollo.

Si esa «cercanía» es todavía mayor y el producto proviene de tu entorno, contribuirás a que parte de la riqueza quede distribuida en un tejido social más cercano al tuyo y donde haya menos intermediarios. En este sentido: consume local y con el menor número de intermediarios.

Comercio justo

Cuando pensamos en la certificación de comercio justo podríamos imaginar, *a priori*, que estamos adquiriendo un producto (alimento, dado que hasta un 88 % de los productos de comercio justo son comida) con altas garantías y que nos va a ayudar a contribuir con las condiciones laborales de mucha gente.

Es cierto que las condiciones laborales son, en promedio, mejores que las de la producción convencional. Pero, probablemente, esperaremos también una mayor contribución para las personas que producen el alimento que consumimos, que no siempre tiene lugar.

El comercio justo ha sido catalogado por los críticos como una nueva forma de limosna. Es cierto que se paga una prima extra a los trabajadores, pero en algunos casos esta es tan insignificante que apenas supone una mejora en la estructura de esa comunidad, en la que, por ejemplo, no se erradica la pobreza ni se facilitan todos los recursos necesarios.

El comercio justo, por desgracia, está lleno de castillos en el aire y de buenas intenciones mal ejecutadas que, muchas veces, se aprovechan del lavado de conciencia de quienes quieren contribuir. Además de no cumplirse necesariamente las premisas básicas que promueve el comercio justo, el producto adquirido es mucho más caro para el consumidor. Además, salvo en cooperativas concretas, los márgenes de beneficio corresponden a empresas que se afincan en Europa y que no garantizan ese aumento en los sueldos de la comunidad de origen.

Dada la poca representatividad de este modelo de producción en nuestro entorno, y del perfil de los alimentos que se suelen comprar: cacao, chocolates, azúcar, panela, café..., no parece que virar nuestro consumo hacia el comercio justo sea la mayor de nuestras prioridades. No obstante, hay que recordar que las condiciones laborales que suele haber en las explotaciones de cacao, chocolate, azúcar, café... suelen ser bastante precarias. El comercio justo puede contribuir a paliar esta situación, pero en mucha menor medida de lo que cabría esperar de él.

¿SUPERIORIDAD MORAL?

Si lo que estamos buscando es sumar gente a nuestra causa, viene bien comprender antes que los procesos que nos hacen activistas o militantes de ciertas reivindicaciones son muy complejos.

Las personas tardamos años en identificar algunas de nuestras conductas como inadecuadas y en darnos cuenta de algunos dogmas que se construyen a nuestro alrededor, y, por ello, no podemos cambiar nuestros pensamientos de un día para otro.

Piensa en todo el recorrido que hay detrás de una persona que ha decidido:

- Dejar de comer carne.
- Evitar comprar productos de una empresa en concreto.
- Comprar en establecimientos específicos.

Mantener todas estas acciones en el día a día requiere esfuerzos, renuncias e, incluso, notorias inversiones de tiempo y dinero. Presuponernos moralmente mejores que otras personas por actuar de una manera aparentemente más «responsable» es un diagnóstico muy aventurado. Esta osada afirmación, entre otras cosas, no tiene en cuenta las circunstancias los privilegios o los hándicaps que esa persona ha tenido que atravesar durante su vida antes de hacer sus «sacrificios» o de tomar sus decisiones.

¿Quién es superior moralmente? ¿Quién cultiva su propia comida sin demandar recursos al sistema y sin habérselo planteado siquiera? ¿Quién decide hacerse vegano en un entorno de privilegios occidentales? ¿Es mejor o peor una persona sin techo que comparte casi la totalidad de lo que tiene?

VEGETARIANISMO

La explotación de animales para consumo humano es sin duda uno de los temas más controvertidos y sensibles que se puede tratar a nivel alimentario. Uno de los motivos que convierte este debate en un terreno tan delicado es el sistema «carnista» que tenemos instaurado en nuestra sociedad.

El consumo de carne es algo que, para gran parte de la sociedad, está justificado bajo ciertas premisas como: «es normal», «es lo natural» o es «necesario».

Expertas reconocidas en este campo, como la psicóloga social Melanie Joy, afirman que este tipo de paradigmas son muy socorridos a la hora de mantener sistemas de explotación.

Lo cierto es que estas premisas justificativas han cambiado a lo largo de la historia y han evolucionado según nuestras circunstancias. De modo que abordajes como: «el ser humano ha evolucionado gracias al consumo de carne», pueden ser ciertos, pero constituyen tan solo un hecho histórico aislado. Y, por tanto, no pueden extrapolarse a una necesidad actual.

Por poner un ejemplo adaptado a nuestra propia especie, durante mucho tiempo la esclavitud ha sido algo natural. Además, grandes «avances» en la Historia se han logrado mediante el uso de este sistema de explotación de personas. Sin embargo, esto no lo convierte en un sistema necesariamente justificable.

Una de las grandes realidades olvidadas en ese debate es que hoy, por suerte, podemos ELEGIR qué comer. Privilegio al que gran parte de la humanidad no ha podido acceder durante el curso de la Historia. Privilegio que solo una parte de la población mundial se puede permitir actualmente.

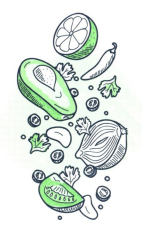

Nuestra alimentación puede estar constituida por una gran variedad de alimentos. Por tanto, decidir alimentarse sin productos de origen animal es una opción que mucha gente QUIERE seguir.

Frente a esa realidad tan contundente, la mayoría de las argumentaciones que pretenden dinamitar el vegetarianismo y el veganismo tienen poco que hacer.

Curiosamente, otras elecciones dietéticas que se basan en las restricciones voluntarias no son sometidas a un cuestionamiento tan grande como las opciones vegetarianas o veganas.

¿Crees que una persona que solo consumiera productos nacionales (por los motivos que fueran, ya sean políticos, medioambientales...) sería cuestionada y rebatida bajo los mismos argumentos? ¿Alguien le increparía con frases lapidarias como: «Comer productos de otros países se ha hecho siempre», «Consumir productos de fuera nos ha hecho crecer como sociedad», «Es necesario comer productos de fuera»?

Seguramente no. Esto es debido parcialmente a que el modelo carnista de sociedad hace que dejar de consumir carne se entienda como un intento de boicotear el sistema desde dentro.

Esta concepción tan negativa de la que se ha dotado al vegetarianismo y al veganismo nos puede mostrar que, quizás, las personas nos equivocamos en nuestros argumentos al defender o atacar las elecciones dietéticas individuales. Es probable que la elección más inteligente fuese la de mantenerse al margen de aquellos argumentos falaces y falsos que se esgrimen sin datos científicos bajo afirmaciones como: «es mejor», «es necesario» o «es natural».

A día de hoy podemos justificar de forma lógica que una dieta vegetariana o vegana bien diseñada es completamente segura y saludable durante cualquier etapa de la vida. Además, como hemos visto, tiene claras ventajas medioambientales, ya que está basada en alimentos que son en promedio mucho menos impactantes para nuestro entorno.

Y por si fuera poco es un modelo de alimentación que va «más allá», pues se plantea otras cuestiones como el bienestar animal, reivindicación muchas veces olvidada dentro de las prioridades sociales.

De entre toda la ayuda que destinamos a mitigar el sufrimiento de personas y de animales, son estos últimos los que reciben una minúscula parte de todos los recursos que recogemos para tal efecto. Y dentro de los propios animales, casi la totalidad de los recursos se destinan al bienestar de nuestras mascotas. Debido a todo ello, los animales de granja y los animales salvajes de consumo son los grandes olvidados. También lo son los que sufren condiciones más deleznables de vida.

Parece coherente agradecer los intentos que cada persona aporte de cara a mejorar el medio ambiente y la vida de otros seres que pueblan nuestro planeta.

Ahora que lees estas páginas… ¿cómo quieres actuar? ¿Zancadilleando a quien ha decidido cambiar su alimentación diaria para no generar sufrimiento innecesario? ¿Contribuyendo con tu alimentación en la medida de lo posible? Ahora que tienes más información puedes actuar en consecuencia según tu propia ideología y opiniones. Sumarse a esta causa no tiene por qué ser algo dicotómico: no es cuestión de «volverse» vegetariano o vegano únicamente.

Si según tus valores el consumo de carne actual es excesivo, impactante o cruel, está en tu mano aportar tu granito de arena.

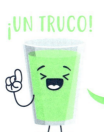

¡UN TRUCO!

LUNES SIN CARNE

Unirte a iniciativas como el «Lunes sin carne» es una buena manera de tomar acciones en esta problemática. Este sencillo paso te permitirá iniciarte en un nuevo movimiento, conocerlo, probar circunstancias nuevas en tu día a día. Además, te servirá para conocer de primera mano que el consumo de carne no es tan imprescindible como se piensa.

Para muchas personas, dar pequeños pasos constituye un ejercicio progresivo que desembocará en un verdadero cambio de hábitos. Plantéate hacer lunes sin carne y quizás puedas considerar aumentar este compromiso a un esfuerzo todavía mayor en el futuro.

CONSUMO RESPONSABLE

En síntesis, debemos consumir menos y demandar un número más bajo de recursos a un sistema que está sobreexplotado y que precisamente se nutre de un mayor consumismo.

De hecho, la acción que está considerada como la más impactante para el medio ambiente es, ni más ni menos, la de tener un hijo. Esto nos debería dar mucho que pensar, no tanto por el hecho de decidirnos a tener o no descendencia, sino como reflexión del alto impacto que cada una de las personas que vivimos en el planeta generamos con nuestra propia existencia.

De ahí que el crecimiento de la población mundial sea también una de las variables más trascendentes a la hora de hacer predicciones futuras sobre la sostenibilidad de nuestro sistema de producción de alimentos.

Muchas veces se entiende esta problemática desde la perspectiva de que tendremos que producir más o de una manera más eficiente. Sin duda, estas son las únicas soluciones si no pretendemos cambiar el modelo de producción actual.

No podemos terminar este apartado sin reflexionar sobre que estas acciones únicamente se limitan al ámbito individual. Todas ellas son decisiones que podemos tomar por voluntad propia y que generarán, aunque desde una escalabilidad muy reducida, un gran impacto en el medio ambiente.

Igual que no podíamos señalar a la ciudadanía como única responsable de las buenas decisiones al comprar en un supermercado o al leer de manera ineficiente la etiqueta de un alimento, sería injusto trasladarle todo el peso del consumo responsable.

Las grandes industrias y la Administración guardan una responsabilidad todavía más importante, pues en su mano está el realizar o no aquellas acciones realmente trascedentes que podrían marcar la diferencia en este modelo productivo.

Modelo que ha sido definido por la propia FAO como «insostenible», un modelo que ha sobrepasado sus límites generando un elevado coste para el medio ambiente vía deforestación, sequías, emisiones de gases de efecto invernadero, erosión y agotamientos de suelo.

En este sentido, todo lo que no implique «demandar» de manera innecesaria al sistema de producción será una acción responsable. Para acercarte a este tipo de consumo nada mejor que comprar las cantidades necesarias que requieras y añadir a tu rutina los consejos de «cocina de aprovechamiento» que incluimos en el libro.

TODO ESTABA CONECTADO

Estamos de enhorabuena, comer de forma saludable, como habrás podido comprobar, no solo no es incompatible con otras inquietudes personales, sino que, además, está íntimamente ligado con el resto de conquistas que podamos alcanzar con nuestra alimentación.

La evidencia científica nos dice que cambiar nuestra dieta occidentalizada por una más saludable, especialmente si en ella abundan materias primas vegetales y frescas, es una de las mejores decisiones para la salud que podemos tomar.

La proteína de origen vegetal es más sostenible que la animal, igual que el resto de los productos vegetales.

Las materias primas frescas vegetales se pueden obtener con facilidad en nuestro entorno más inmediato, pudiendo contribuir al tejido socioeconómico más cercano. También suelen ser productos locales y de temporada, con lo cual, además de alimentarnos de forma saludable y sostenible, minimizaremos el impacto ambiental derivado de producción y transportes.

Además, son alimentos que requieren de poco envasado y refrigeración, por lo que generarán menos residuos y envases. Resulta que, tal como podemos comprobar con esta información y estos datos, la recomendación de «más mercado y menos supermercado» no solo estaba justificada desde el punto de vista de la salud, sino que también contribuye de forma positiva en otros aspectos.

Para finalizar, espero que este último capítulo te permita ser consciente no solo del margen de mejora del que disponemos para implementar nuestra alimentación, sino de toda la repercusión que tiene nuestro plato y nuestra cesta de la compra en el ambiente y el contexto que nos rodea.

Ojalá que estas hojas te hayan hecho abrir los ojos. Ojalá hayamos logrado darnos cuenta de que lo que se nos ha dicho que teníamos que comer tiene poco que ver con lo verdaderamente saludable. Espero que, a partir de ahora, seamos capaces de identificar productos malsanos que se nos intentan ocultar bajo etiquetados confusos y engañosos. Capaces también de hacer una compra mucho más efectiva que nos permita seguir una dieta saludable, de poner orden en nuestro entorno, en nuestro menú, en nuestras comidas y en nuestros hogares. Pero, sobre todo, espero que este libro que estás a punto de terminar sirva para que lo que comamos también esté, en la medida de lo posible, acorde con nuestra conciencia.

BIBLIOGRAFÍA

...

CAPÍTULO 1

Aecosan - Agencia Española de Consumo, Seguridad Alimentaria y Nutrición. (n. d.). Visitado el 16 de enero de 2018 en <http://www.aecosan.msssi.gob.es>.

Aggarwal, M., S. Devries, A. Freeman, R. Ostfeld, H. Gaggin, P. Taub, C. R. Conti, *et al.* (2017), «The Deficit of Nutrition Education of Physicians», *The American Journal of Medicine*.

Bernabeu-Mestre, J., J. X. Esplugues Pellicer y M. E. Galiana Sánchez (2007), «Historical background data of Spanish community nutrition: the works of the National School of Health between 1930-36», *Revista Española de Salud Pública*, 81 (5), págs. 451-459.

Bjelakovic, G., D. Nikolova, L. L. Gluud, R. G. Simonetti y C. Gluud (2007), «Mortality in randomized trials of antioxidant supplements for primary and secondary prevention: systematic review and meta-analysis», *JAMA*, 297 (8), págs. 842-857.

González-Aguilar, G. A., F. J. Blancas-Benítez y S. G. Sáyago-Ayerdi (2017), «Polyphenols associated with dietary fibers in plant foods: molecular interactions and bioaccessibility», *Current Opinion in Food Science*, 13, págs. 84-88.

Hever, J., y R. J. Cronise (2017), «Plant-based nutrition for healthcare professionals: implementing diet as a primary modality in the prevention and treatment of chronic disease», *Journal of Geriatric Cardiology*, 14 (5), págs. 355-368.

Katz, D. L., y S. Meller (2014), «Can we say what diet is best for health?», *Annual Review of Public Health*, 35, págs. 83-103.

Kodentsova, V. M., O. A. Vrzhesinskaia y A. A. Sokol'nikov (2012), «Food fortified with vitamins: the history and perspectives», *Voprosy Pitaniia*, 81 (5), págs. 66-78.

Lennerz, B., y J. K. Lennerz (2018), «Food Addiction, High-Glycemic-Index Carbohydrates, and Obesity», *Clinical Chemistry*, 64 (1), págs. 64-71.

Mazariegos, S., V. Chacón, A. Cole y J. Barnoya (2016), «Nutritional quality and marketing strategies of fast food children's combo meals in Guatemala», *BMC Obesity*, 3, pág. 52.

Newell, D. G., M. Koopmans, L. Verhoef, E. Duizer, A. Aidara-Kane, H. Sprong, H. Kruse, *et al.* (2010), «Food-borne diseases – the challenges of 20 years ago still persist while new ones continue to emerge», *International Journal of Food Microbiology*, 139, Supl. 1, S3-15.

Norton, J. E., G. A. Wallis, F. Spyropoulos, P. J. Lillford e I. T. Norton (2014), «Designing food structures for nutrition and health benefits», *Annual Review of Food Science and Technology*, 5, págs. 177-195.

Olsen, A., R. Egeberg, J. Halkjær, J. Christensen, K. Overvad y A. Tjønneland (2011), «Healthy aspects of the Nordic diet are related to lower total mortality», *The Journal of Nutrition*, 141 (4), págs. 639-644.

Özen, A. E., M. del M. Bibiloni, A. Pons y J. A. Tur (2014), «Consumption of functional foods in Europe; a systematic review», *Nutrición Hospitalaria*, 29 (3), págs. 470-478.

Perry, A., V. Chacón y J. Barnoya (2017), «Health claims and product endorsements on child-oriented beverages in Guatemala», *Public Health Nutrition*, págs. 1-5.

Ramírez, A. S., E. Estrada y A. Ruiz (2017), «Mapping the Health Information Landscape in a Rural, Culturally Diverse Region: Implications for Interventions to Reduce Information Inequality», *The Journal of Primary Prevention*, 38 (4), págs. 345-362.

Rogers, P. J., y J. M. Brunstrom (2016), «Appetite and energy balancing», *Physiology & Behavior*, 164, págs. 465-471.

Ruiz, E., J. M. Ávila, T. Valero, S. del Pozo, P. Rodríguez, J. Aranceta-Bartrina, G. Varela-Moreiras, *et al.* (2016), «Macronutrient Distribution and Dietary Sources in the Spanish Population: Findings from the ANIBES Study», *Nutrients*, 8 (3), pág. 177.

Scrinis, G. (2013), *Nutritionism: The Science and Politics of Dietary Advice*, Columbia University Press.

Kodentsova, V., Vrzhesinskaya, O., y Spirichev, V. (2010), «The alteration of vitamin status of adult population of the Russian Federation in 1987-2009 (to the 40th anniversary of the Laboratory of Vitamins and Minerals of Institute of Nutrition at Russian Academy of Medical Sciences)», *Voprosy Pitaniia*, 79 (3), págs. 68-72.

Tognon, G., L. Lissner, D. Sæbye, K. Z. Walker y B. L. Heitmann (2014), «The Mediterranean diet in relation to mortality and CVD: a Danish cohort study», *The British Journal of Nutrition*, 111 (1), págs. 151-159.

Walter, B. (2016), «What Political Framework Is Necessary to Reduce Malnutrition? A Civil Society Perspective», *World Review of Nutrition and Dietetics*, 115, págs. 203-210.

CAPÍTULO 2

Bhurosy, T., y R. Jeewon (2014), «Overweight and obesity epidemic in developing countries: a problem with diet, physical activity, or socioeconomic status?», *The Scientific World Journal*.

Bylsma, L. C., y D. D. Alexander (2015), «A review and meta-analysis of prospective studies of red and processed meat, meat cooking methods, heme iron, heterocyclic amines and prostate cancer», *Nutrition Journal*, 14, pág. 125.

Carrera-Bastos, P., M. Fontes-Villalba, J. H. O'Keefe, S. Lindeberg y L. Cordain (2011), «The western diet and lifestyle and diseases of civilization», *Dovepress*, vol. 2, págs. 15-35.

Cordain, L., S. B. Eaton, A. Sebastian, N. Mann, S. Lindeberg, B. A. Watkins, J. Brand-Miller, *et al.* (2005), «Origins and evolution of the Western diet: health implications for the 21st century», *The American Journal of Clinical Nutrition*, 81 (2), págs. 341-354.

Dagg, P. J., R. J. Butler, J. G. Murray y R. R. Biddle (2006), «Meeting the requirements of importing countries: practice and policy for on-farm approaches to food safety», *Revue Scientifique Et Technique (International Office of Epizootics)*, 25 (2), págs. 685-700.

Fardet, A. (2015), «A shift toward a new holistic paradigm will help to preserve and better process grain products' food structure for improving their health effects», *Food & Function*, 6 (2), págs. 363-382.

Fardet, A., E. Rock, J. Bassama, P. Bohuon, P. Prabhasankar, C. Monteiro, N. Achir, *et al.* (2015), «Current Food Classifications in Epidemiological Studies Do Not Enable Solid Nutritional Recommendations for Preventing Diet-Related Chronic Diseases: The Impact of Food Processing», *Advances in Nutrition*, 6 (6), págs. 629-638.

Lupien, J. R. (2007), «Prevention and control of food safety risks: the role of governments, food producers, marketers, and academia», *Asia Pacific Journal of Clinical Nutrition*, 16, Supl. 1, págs. 74-79.

Malik, V. S., A. Pan, W. C. Willett y F. B. Hu (2013), «Sugar-sweetened beverages and weight gain in children and adults: a systematic review and meta-analysis», *The American Journal of Clinical Nutrition*, 98 (4), págs. 1084-1102.

Monteiro, C. A., J.-C. Moubarac, G. Cannon, S. W. Ng y B. Popkin (2013), «Ultra-processed products are becoming dominant in the global food system», *Obesity Reviews: An Official Journal of the International Association for the Study of Obesity*, 14, Supl. 2, págs. 21-28.

Monteiro, C. A., R. B. Levy, R. M. Claro, I. R. R. de Castro y G. Cannon (2010), «A new classification of foods based on the extent and purpose of their processing», *Cadernos De Saude Publica*, 26 (11), págs. 2039-2049.

— (2011), «Increasing consumption of ultra-processed foods and likely impact on human health: evidence from Brazil», *Public Health Nutrition*, 14 (1), págs. 5-13.

Moubarac, J.-C., M. Batal, A. P. B. Martins, R. Claro, R. B. Levy, G. Cannon y C. Monteiro (2014), «Processed and ultra-processed food products: consumption trends in Canada from 1938 to 2011», *Canadian Journal of Dietetic Practice and*

Research: A Publication of Dietitians of Canada = Revue Canadienne de la Pratique et de la Recherche en Dietetique: Une Publication des Dietetistes du Canada, 75 (1), págs. 15-21.

Moubarac, J.-C., A. P. B. Martins, R. M. Claro, R. B. Levy, G. Cannon y C. A. Monteiro (2013), «Consumption of ultra-processed foods and likely impact on human health. Evidence from Canada», *Public Health Nutrition*, 16 (12), págs. 2240-2248.

Moubarac, J.-C., D. C. Parra, G. Cannon y C. A. Monteiro (2014), «Food Classification Systems Based on Food Processing: Significance and Implications for Policies and Actions: A Systematic Literature Review and Assessment», *Current Obesity Reports*, 3 (2), págs. 256-272.

Oplatowska-Stachowiak, M., y C. T. Elliott (2017), «Food colors: Existing and emerging food safety concerns», *Critical Reviews in Food Science and Nutrition*, 57 (3), págs. 524-548.

Prada, M., M. V. Garrido y D. Rodrigues (2017), «Lost in processing? Perceived healthfulness, taste and caloric content of whole and processed organic food». *Appetite*, 114, págs. 175-186.

Rauber, F., P. D. B. Campagnolo, D. J. Hoffman y M. R. Vitolo (2015), «Consumption of ultra-processed food products and its effects on children's lipid profiles: a longitudinal study», *Nutrition, Metabolism, and Cardiovascular Diseases*, 25 (1), págs. 116-122.

Smith, D. R. (2016), «Preharvest Food Safety Challenges in Beef and Dairy Production», *Microbiology Spectrum*, 4 (4).

Te Morenga, L., S. Mallard y J. Mann (2013), «Dietary sugars and body weight: systematic review and meta-analyses of randomised controlled trials and cohort studies», *BMJ (Clinical Research Ed.)*, 346, e7492.

Turner, N. D., y S. K. Lloyd (2017), «Association between red meat consumption and colon cancer: A systematic review of experimental results», *Experimental Biology and Medicine (Maywood, NJ)*, 242 (8), págs. 813-839.

Yamaguchi, R., y L. S. Hwang (2015), «Food Safety Program in Asian Countries», *Journal of Nutritional Science and Vitaminology*, 61, Supl., S53-54.

Zhou, S., X. Xiao y G. Li (2011), «Development of rapid detection techniques for food safety», *Se Pu = Chinese Journal of Chromatography*, 29 (7), págs. 580-586.

CAPÍTULO 3

Adam, A., y J. D. Jensen (2016), «What is the effectiveness of obesity related interventions at retail grocery stores and supermarkets? –a systematic review», *BMC Public Health*, 16 (1), pág. 1247.

Aparicio, A., E. E. Rodríguez-Rodríguez, J. Aranceta-Bartrina, Á. Gil, M. González-Gross, L. Serra-Majem, R. M. Ortega, *et al.* (2017), «Differences in meal patterns and timing with regard to central obesity in the ANIBES ("Anthropometric data, macronutrients and micronutrients intake, practice of physical activity, socioeconomic data and lifestyles in Spain") Study», *Public Health Nutrition*, 20 (13), págs. 2364-2373.

Bangia, D., D. W. Shaffner y D. M. Palmer-Keenan (2017), «A Point-of-Purchase Intervention Using Grocery Store Tour Podcasts About Omega-3s Increases Long-Term Purchases of Omega-3-Rich Food Items», *Journal of Nutrition Education and Behavior*, 49 (6), págs. 475-480.e1.

Dubowitz, T., D. A. Cohen, C. Y. Huang, R. A. Beckman y R. L. Collins (2015), «Using a Grocery List Is Associated With a Healthier Diet and Lower BMI Among Very High-Risk Adults», *Journal of Nutrition Education and Behavior*, 47 (3), págs. 259-264.e1.

Escaron, A. L., A. M. Meinen, S. A. Nitzke y A. P. Martinez-Donate (2013), «Supermarket and grocery store-based interventions to promote healthful food choices and eating practices: a systematic review», *Preventing Chronic Disease*, 10, E50.

Gittelsohn, J., H.-J. Song, S. Suratkar, M. B. Kumar, E. G. Henry, S. Sharma, J. A. Anliker, *et al.* (2010), «An urban food store intervention positively affects food-related psychosocial variables and food behaviors», *Health Education & Behavior: The Official Publication of the Society for Public Health Education*, 37 (3), págs. 390-402.

Hobin, E., B. Bollinger, J. Sacco, E. Liebman, L. Vanderlee, F. Zuo, D. Hammond *et al.* (2017), «Consumers' Response to an On-Shelf Nutrition Labelling System in Supermarkets: Evidence to Inform Policy and Practice», *The Milbank Quarterly*, 95 (3), págs. 494-534.

Kain, V., K. A. Ingle, M. Kachman, H. Baum, G. Shanmugam, N. S. Rajasekaran, G. V. Halade, *et al.* (2017), «Excess Omega-6 Fatty Acids Influx in Aging Drives Metabolic Dysregulation, Electrocardiographic Alterations and Low-grade Chronic Inflammation», *American Journal of Physiology. Heart and Circulatory Physiology*.

Liberato, S. C., R. Bailie y J. Brimblecombe (2014), «Nutrition interventions at point-of-sale to encourage healthier food purchasing: a systematic review», *BMC Public Health*, 14, pág 919.

Mazarello Paes, V., K. Hesketh, C. O'Malley, H. Moore, C. Summerbell, S. Griffin, R. Lakshman, *et al.* (2015), «Determinants of sugar-sweetened beverage consumption in young children: a systematic review», *Obesity Reviews: An Official Journal of the International Association for the Study of Obesity*, 16 (11), págs. 903-913.

Nikolaus, C. J., M. M. Graziose y S. M. Nickols-Richardson (2017), «Feasibility of a Grocery Store Tour for Parents and Their Adolescents: A Randomized Controlled Pilot Study», *Journal of Nutrition Education and Behavior*, 49 (10), págs. 827-837.e1.

Nikolaus, C. J., H. Muzaffar y S. M. Nickols-Richardson (2016), «Grocery Store (or Supermarket) Tours as an Effective Nutrition Education Medium: A Systematic Review», *Journal of Nutrition Education and Behavior*, 48 (8), págs. 544-554.e1.

Payne, C. R., M. Niculescu, D. R. Just y M. P. Kelly (2016), «This Way to Produce: Strategic Use of Arrows on Grocery Floors Facilitate Produce Spending Without Increasing Shopper Budgets», *Journal of Nutrition Education and Behavior*, 48 (7), págs. 512-513.e1.

Rodgers, A. B., L. G. Kessler, B. Portnoy, A. L. Potosky, B. Patterson, J. Tenney, O. Mathews, *et al.* (1994), ««Eat for Health»: a supermarket intervention for nutrition and cancer risk reduction», *American Journal of Public Health*, 84 (1), págs. 72-76.

Ruiz, E., y G. Varela-Moreiras (2017), «Adequacy of the dietary intake of total and added sugars in the Spanish diet to the recommendations: ANIBES study», *Nutrición Hospitalaria*, 34, Supl. 4, págs. 45-52.

Thompson, K. L., C. Silver, E. Pivonka, M. Gutschall y L. McAnulty (2015), «Fruit and Vegetable-Focused Grocery Store Tour Training Kit to Promote Peer-on-Peer Nutrition Education Utilizing Nutrition and Dietetics Students», *Journal of Nutrition Education and Behavior*, 47 (5), págs. 472-476.e1.

CAPÍTULO 4

Almiron-Roig, E., S. Navas-Carretero, P. Emery y J. A. Martínez (2017), «Research into food portion size: methodological aspects and applications», *Food & Function*.

Birch, L. L., J. S. Savage y J. O. Fisher (2015), «Right sizing prevention. Food portion size effects on children's eating and weight», *Appetite*, 88, págs. 11-16.

Chen, H.-J., S.-H. Weng, Y.-Y. Cheng, A. Y. Z. Lord, H.-H. Lin y W.-H. Pan (2017), «The application of traffic-light food labelling in a worksite canteen intervention in Taiwan», *Public Health*, 150, págs. 17-25.

Diario Oficial de la Unión Europea, Reglamento (CE) No 1924/2006 del Parlamento Europeo y del Consejo de 20 de diciembre de 2006 relativo a las declaraciones nutricionales y de propiedades saludables en los alimentos.

English, L., M. Lasschuijt y K. L. Keller (2015), «Mechanisms of the portion size effect. What is known and where do we go from here?», *Appetite*, 88, págs. 39-49.

Hodgkins, C. E., M. M. Raats, C. Fife-Schaw, M. Peacock, A. Gröppel-Klein, J. Koenigstorfer, K. G. Grunert, *et al.* (2015), «Guiding healthier food choice: systematic comparison of four front-of-pack labelling systems and their effect on judgements of product healthiness», *The British Journal of Nutrition*, 113 (10), págs. 1652-1663.

Hollands, G. J., I. Shemilt, T. M. Marteau, S. A. Jebb, H. B. Lewis, Y. Wei, D. Ogilvie, *et al.* (2015), «Portion, package or tableware size for changing selection and consumption of food, alcohol and tobacco», *The Cochrane Database of Systematic Reviews* (9), CD011045.

Hyseni, L., H. Bromley, C. Kypridemos, M. O'Flaherty, F. Lloyd-Williams, M. Guzman-Castillo, *et al.* Capewell, S. (2017), «Systematic review of dietary trans-fat reduction interventions», *Bulletin of the World Health Organization*, 95 (12), págs. 821-830G.

Hyseni, L., A. Elliot-Green, F. Lloyd-Williams, C. Kypridemos, M. O'Flaherty, R. McGill, S. Capewell, *et al.* (2017), «Systematic review of dietary salt reduction policies: Evidence for an effectiveness hierarchy?», *PloS One*, 12 (5), e0177535.

Jefatura del Estado Español, Ley 34/1988, de 11 de noviembre, General de Publicidad.

Kerr, M. A., M. T. McCann y M. B. E. Livingstone (2015), «Food and the consumer: could labelling be the answer?», *The Proceedings of the Nutrition Society*, 74 (2), págs. 158-163.

Mogendi, J. B., H. De Steur, X. Gellynck y A. Makokha (2016), «Consumer evaluation of food with nutritional benefits: a systematic review and narrative synthesis», *International Journal of Food Sciences and Nutrition*, 67 (4), págs. 355-371.

Mosdøl, A., I. B. Lidal, G. H. Straumann y G. E. Vist (2017), «Targeted mass media interventions promoting healthy behaviours to reduce risk of non-communicable diseases in adult, ethnic minorities», *The Cochrane Database of Systematic Reviews*, 2, CD011683.

Ni Mhurchu, C., H. Eyles, Y. Jiang y T. Blakely (2018), «Do nutrition labels influence healthier food choices? Analysis of label viewing behaviour and subsequent food purchases in a labelling intervention trial», *Appetite*, 121, págs. 360-365.

Scarborough, P., A. Matthews, H. Eyles, A. Kaur, C. Hodgkins, M. M. Raats y M. Rayner (2015), «Reds are more important than greens: how UK supermarket shoppers use the different information on a traffic light nutrition label in a choice experiment», *The International Journal of Behavioral Nutrition and Physical Activity*, 12, pág. 151.

Talati, Z., S. Pettigrew, B. Neal, H. Dixon, C. Hughes, B. Kelly y C. Miller (2017a), «Consumers' responses to health claims in the context of other on-pack nutrition information: a systematic review», *Nutrition Reviews*, 75 (4), págs. 260-273.

— (2017b), «Consumers' responses to health claims in the context of other on-pack nutrition information: a systematic review», *Nutrition Reviews*, 75 (4), 260-273.

Van Buul, V. J., y F. J. Brouns (2015), «Nutrition and health claims as marketing tools», *Critical Reviews in Food Science and Nutrition*, 55 (11), págs. 1552-1560.

CAPÍTULO 5

Caspi, C. E., K. Lenk, J. E. Pelletier, T. L. Barnes, L. Harnack, D. J. Erickson y M. N. Laska (2017), «Association between store food environment and customer purchases in small grocery stores, gas-marts, pharmacies and dollar stores», *The International Journal of Behavioral Nutrition and Physical Activity*, 14 (1), pág. 76.

Cheng, F. W., S. M. Monnat y B. Lohse (2015), «Middle school-aged child enjoyment of food tastings predicted interest in nutrition education on osteoporosis prevention», *The Journal of School Health*, 85 (7), págs. 467-476.

Christakis, N. A., y J. H. Fowler (2007), «The spread of obesity in a large social network over 32 years», *The New England Journal of Medicine*, 357 (4), págs. 370-379.

Council on Communications and Media y V. C. Strasburger (2011), «Children, adolescents, obesity, and the media», *Pediatrics*, 128 (1), págs. 201-208.

Fowler, J. H., y N. A. Christakis (2008), «Dynamic spread of happiness in a large social network: longitudinal analysis over 20 years in the Framingham Heart Study», *BMJ*, 337, a2338.

Grech, A., y M. Allman-Farinelli (2015), «A systematic literature review of nutrition interventions in vending machines that encourage consumers to make healthier choices», *Obesity Reviews: An Official Journal of the International Association for the Study of Obesity*, 16 (12), págs. 1030-1041.

Hua, S. V., y J. R. Ickovics (2016), «Vending Machines: A Narrative Review of Factors Influencing Items Purchased», *Journal of the Academy of Nutrition and Dietetics*, 116 (10), págs. 1578-1588.

Kaur, H., M. L. Hyder y W. S. C. Poston (2003), «Childhood overweight: an expanding problem», *Treatments in Endocrinology*, 2 (6), págs. 375-388.

Kim, D. A., A. R. Hwong, D. Stafford, D. A. Hughes, A. J. O'Malley, J. H. Fowler y N. A. Christakis (2015), «Social network targeting to maximise population behaviour change: a cluster randomised controlled trial», *Lancet* (Londres, Reino Unido), 386 (9989), págs. 145-153.

Landrigan, P. J. (2015), «Children's Environmental Health: A Brief History», *Academic Pediatrics*.

McNeill, L. H., K. W. Wyrwich, R. C. Brownson, E. M. Clark y M. W. Kreuter (2006), «Individual, social environmental, and physical environmental influences on physical activity among black and white adults: a structural equation analysis», *Annals of Behavioral Medicine: A Publication of the Society of Behavioral Medicine*, 31 (1), págs. 36-44.

Minossi, V., y L. C. Pellanda (2015), «The «Happy Heart» educational program for changes in health habits in children and their families: protocol for a randomized clinical trial», *BMC Pediatrics*, 15, pág. 19.

Mitchell, L. J., L. E. Ball, L. J. Ross, K. A. Barnes y L. T. Williams (2017), «Effectiveness of Dietetic Consultations in Primary Health Care: A Systematic Review of Randomized Controlled Trials», *Journal of the Academy of Nutrition and Dietetics*.

Mozaffarian, D., A. Afshin, N. L. Benowitz, V. Bittner, S. R. Daniels, H. A. Franch, N. A. Zakai, *et al.* (2012), «AHA Scientific Statement Population Approaches to Improve Diet, Physical Activity, and Smoking Habits A Scientific Statement From the American Heart Association», *Circulation*, 126 (12).

Mustajoki, P. (2015), «Obesogenic food environment explains most of the obesity epidemic», *Duodecim; Lääketieteellinen Aikakauskirja*, 131 (15), págs. 1345-1352.

Ortega Anta, R. M., A. M. López-Solaber y N. Pérez-Farinós (2013), «Associated factors of obesity in Spanish representative samples», *Nutrición Hospitalaria*, 28, Supl. 5, págs. 56-62.

Patel, A. I., y M. D. Cabana (2010), «Encouraging healthy beverage intake in child care and school settings», *Current Opinion in Pediatrics*, 22 (6), págs. 779-784.

Seymour, J. D., M. Ann Fenley, A. Lazarus Yaroch, L. Kettel Khan y M. Serdula (2004), «Fruit and vegetable environment, policy, and pricing workshop: Introduction to the conference proceedings», *Preventive Medicine*, 39, págs. 71-74.

Shepherd, J., A. Harden, R. Rees, G. Brunton, J. García, S. Oliver y A. Oakley (2006), «Young people and healthy eating: a systematic review of research on barriers and facilitators», *Health Education Research*, 21 (2), págs. 239-257.

Sonntag, D., S. Schneider, N. Mdege, S. Ali y B. Schmidt (2015), «Beyond Food Promotion: A Systematic Review on the Influence of the Food Industry on Obesity-Related Dietary Behaviour among Children», *Nutrients*, 7 (10), págs. 8565-8576.

Swan, E., L. Bouwman, N. Aarts, L. Rosen, G. J. Hiddink y M. Koelen (2018), «Food stories: Unraveling the mechanisms underlying healthful eating», *Appetite*, 120, págs. 456-463.

Trapp, G. S. A., S. Hickling, H. E. Christian, F. Bull, A. F. Timperio, B. Boruff, B. Giles-Corti, *et al.* (2015), «Individual, Social, and Environmental Correlates of Healthy and Unhealthy Eating», *Health Education & Behavior: The Official Publication of the Society for Public Health Education*, 42 (6), págs. 759-768.

Veerman, J. L., E. F. Van Beeck, J. J. Barendregt y J. P. Mackenbach (2009), «By how much would limiting TV food advertising reduce childhood obesity?», *European Journal of Public Health*, 19 (4), págs. 365-369.

Videon, T. M., y C. K. Manning (2003), «Influences on adolescent eating patterns: the importance of family meals», *The Journal of Adolescent Health: Official Publication of the Society for Adolescent Medicine*, 32 (5), págs. 365-373.

CAPÍTULO 6

Anzman-Frasca, S., S. C. Folta, M. E. Glenn, A. Jones-Mueller, V. M. Lynskey, A. A. Patel, N. V. López, *et al.* (2017), «Healthier Children's Meals in Restaurants: An Exploratory Study to Inform Approaches That Are Acceptable Across Stakeholders», *Journal of Nutrition Education and Behavior*, 49 (4), págs. 285-295.e1.

Bergmann, M. M., J. Rehm, K. Klipstein-Grobusch, H. Boeing, M. Schütze, D. Drogan, P. Ferrari, *et al.* (2013), «The association of pattern of lifetime alcohol use and cause of death in the European prospective investigation into cancer and nutrition (EPIC) study», *International Journal of Epidemiology*, 42 (6), págs. 1772-1790.

Cho, S. S., L. Qi, G. C. Fahey y D. M. Klurfeld (2013), «Consumption of cereal fiber, mixtures of whole grains and bran, and whole grains and risk reduction in type 2 diabetes, obesity, and cardiovascular disease», *The American Journal of Clinical Nutrition*, 98 (2), págs. 594-619.

Comunidad de Madrid (2010), *Hábitos de consumo en hostelería y restauración en la Comunidad de Madrid*, <http://www.madrid.org/>.

Fardet, A., e Y. Boirie (2014), «Associations between food and beverage groups and major diet-related chronic diseases: an exhaustive review of pooled/meta-analyses and systematic reviews», *Nutrition Reviews*, 72 (12), págs. 741-762.

Greenwood, D. C., D. E. Threapleton, C. E. L. Evans, C. L. Cleghorn, C. Nykjaer, C. Woodhead y V. J. Burley (2014), «Association between sugar-sweetened and artificially sweetened soft drinks and type 2 diabetes: systematic review and dose-response meta-analysis of prospective studies», *The British Journal of Nutrition*, 112 (5), págs. 725-734.

Hunt, P., S. Gatenby y M. Raynert (2007), «The format for the National Food Guide: performance and preference studies», *Journal of Human Nutrition and Dietetics: The Official Journal of the British Dietetic Association*, 20 (3), págs. 210-226.

López, N. V., S. C. Folta, M. E. Glenn, V. M. Lynskey, A. A. Patel y S. Anzman-Frasca (2017), «Promoting healthier children's meals at quick-service and full-service restaurants: Results from a pilot and feasibility study», *Appetite*, 117, págs. 91-97.

Publishing, Harvard. Health. «Comparison of the Healthy Eating Plate and the USDA's MyPlate», <https://www.health.harvard.edu/>.

Schulze, M. B., J. E. Manson, D. S. Ludwig, G. A. Colditz, M. J. Stampfer, W. C. Willett y F. B. Hu (2004), «Sugar-sweetened beverages, weight gain, and incidence of type 2 diabetes in young and middle-aged women», *JAMA*, 292 (8), págs. 927-934.

Schwingshackl, L., A. Chaimani, A. Bechthold, K. Iqbal, M. Stelmach-Mardas, G. Hoffmann, H. Boeing *et al.* (2016), «Food groups and risk of chronic disease: a protocol for a systematic review and network meta-analysis of cohort studies», *Systematic Reviews*, 5 (1), pág. 125.

Schwingshackl, L., C. Schwedhelm, G. Hoffmann, A.-M. Lampousi, S. Knüppel, K. Iqbal, H. Boeing, *et al.* (2017), «Food groups and risk of all-cause mortality: a systematic review and meta-analysis of prospective studies», *The American Journal of Clinical Nutrition*, 105 (6), págs. 1462-1473.

Smith, A. K., D. S. Minor, L. E. Tillman, R. D. DeShazo y W. H. Replogle (2012), «Dietary recommendations in ambulatory care: evaluation of the Southern Remedy Healthy Eating Plate», *Journal of the Mississippi State Medical Association*, 53 (10), págs. 330-333.

Talati, Z., S. Pettigrew, S. Moore e I. S. Pratt (2017), «Adults and children prefer a plate food guide relative to a pyramid», *Asia Pacific Journal of Clinical Nutrition*, 26 (1), págs. 169-174.

CAPÍTULO 7

Bellisle, F. (2014), «Meals and snacking, diet quality and energy balance», *Physiology & Behavior*, 134, págs. 38-43.

Caspi, C. E., K. Lenk, J. E. Pelletier, T. L. Barnes, L. Harnack, D. J. Erickson y M. N. Laska (2017a), «Association between store food environment and customer purchases in small grocery stores, gas-marts, pharmacies and dollar stores», *The International Journal of Behavioral Nutrition and Physical Activity*, 14 (1), pág. 76.

— (2017b), «Food and beverage purchases in corner stores, gas-marts, pharmacies and dollar stores», *Public Health Nutrition*, 20 (14), págs. 2587-2597.

Hardin-Fanning, F., e Y. Gokun (2014), «Gender and age are associated with healthy food purchases via grocery voucher redemption», *Rural and Remote Health*, 14 (3), pág. 2830.

Hess, J. M., S. S. Jonnalagadda y J. L. Slavin (2016), «What Is a Snack, Why Do We Snack, and How Can We Choose Better Snacks? A Review of the Definitions of Snacking, Motivations to Snack, Contributions to Dietary Intake, and Recommendations for Improvement», *Advances in Nutrition* (Bethesda, MD), 7 (3), págs. 466-475.

Hua, S. V., L. Kimmel, M. Van Emmenes, R. Taherian, G. Remer, A. Millman y J. R. Ickovics (2017), «Health Promotion and Healthier Products Increase Vending Purchases: A Randomized Factorial Trial», *Journal of the Academy of Nutrition and Dietetics*, 117 (7), págs. 1057-1065.

Miller, V., A. Mente, M. Dehghan, S. Rangarajan, X. Zhang, S. Swaminathan, investigadores del estudio Prospective Urban Rural Epidemiology (PURE), *et al.* (2017), «Fruit, vegetable, and legume intake, and cardiovascular disease and deaths in 18 countries (PURE): a prospective cohort study», *Lancet* (Londres), 390 (10107), págs. 2037-2049.

Njike, V. Y., T. M. Smith, O. Shuval, K. Shuval, I. Edshteyn, V. Kalantari y A. L. Yaroch (2016), «Snack Food, Satiety, and Weight», *Advances in Nutrition* (Bethesda, MD), 7 (5), págs. 866-878.

Papies, E. K., I. Potjes, M. Keesman, S. Schwinghammer y G. M. Van Koningsbruggen (2014), «Using health primes to reduce unhealthy snack purchases among overweight consumers in a grocery store», *International Journal of Obesity (2005)*, 38 (4), págs. 597-602.

Perdiguero-Gil, E., y R. Castejón-Bolea (2010), «Popularizing right food and feeding practices in Spain (1847-1950), The handbooks of domestic economy», *Dynamis* (Granada), 30, págs. 141-165.

Ravensbergen, E. A. H., W. E. Waterlander, W. Kroeze e I. H. M. Steenhuis (2015), «Healthy or Unhealthy on Sale? A cross-sectional study on the proportion of healthy and unhealthy foods promoted through flyer advertising by supermarkets in the Netherlands», *BMC Public Health*, 15, pág. 470.

Van Kleef, E., K. Otten y H. C. M. Van Trijp (2012), «Healthy snacks at the checkout counter: a lab and field study on the impact of shelf arrangement and assortment structure on consumer choices», *BMC Public Health*, 12, pág. 1072.

Waterlander, W. E., I. H. M. Steenhuis, M. R. de Boer, A. J. Schuit y J. C. Seidell (2012), «Introducing taxes, subsidies or both: the effects of various food pricing strategies in a web-based supermarket randomized trial», *Preventive Medicine*, 54 (5), págs. 323-330.

Winkler, L. L., U. Christensen, C. Glümer, P. Bloch, B. E. Mikkelsen, B. Wansink y U. Toft (2016), «Substituting sugar confectionery with fruit and healthy snacks at checkout – a win-win strategy for consumers and food stores? a study on consumer attitudes and sales effects of a healthy supermarket intervention», *BMC Public Health*, 16 (1), pág. 1184.

CAPÍTULO 8

Bernardo, G. L., M. M. Jomori, A. C, Fernandes, C. F. Colussi, M. D. Condrasky y R. P. da C. Proença (2017), «Nutrition and Culinary in the Kitchen Program: a randomized controlled intervention to promote cooking skills and healthy eating in university students – study protocol», *Nutrition Journal*, 16 (1), pág. 83.

Byrne, C., N. Kurmas, C. J. Burant, A. Utech, A. Steiber y M. Julius (2017), «Cooking Classes: A Diabetes Self-Management Support Intervention Enhancing Clinical Values», *The Diabetes Educator*, 43 (6), págs. 600-607.

Cornelsen, L., R. Green, R. Turner, A. D. Dangour, B. Shankar, M. Mazzocchi y R. D. Smith (2015), «What Happens to Patterns of Food Consumption when Food Prices Change? Evidence from A Systematic Review and Meta-Analysis of Food Price Elasticities Globally», *Health Economics*, 24 (12), págs. 1548-1559.

De Menna, F., J. Dietershagen, M. Loubiere y M. Vittuari (2018), «Life cycle costing of food waste: A review of methodological approaches», *Waste Management* (Nueva York).

French, S. A. (2003), «Pricing effects on food choices», *The Journal of Nutrition*, 133 (3), págs. 841S-843S.

Gase, L. N., T. Kuo, D. O. Dunet y P. A. Simon (2011), «Facilitators and barriers to implementing a local policy to reduce sodium consumption in the County of Los Angeles government, California, 2009», *Preventing Chronic Disease*, 8 (2), A33.

Green, R., L. Cornelsen, A. D. Dangour, R. Turner, B. Shankar, M. Mazzocchi y R. D. Smith (2013), «The effect of rising food prices on food consumption: systematic review with meta-regression», *BMJ (Clinical Research Ed.)*, 346, f3703.

Johnson, A. E., L. E. Boulware, C. A. M. Anderson, T. Chit-ua-aree, K. Kahan, L. L. Boyér, D. C. Crews, *et al.* (2014), «Perceived barriers and facilitators of using dietary modification for CKD prevention among African Americans of low socioeconomic status: a qualitative study», *BMC Nephrology*, 15, pág. 194.

Kelly, S., S. Martin, I. Kuhn, A. Cowan, C. Brayne y L. Lafortune (2016), «Barriers and Facilitators to the Uptake and Maintenance of Healthy Behaviours by People at Mid-Life: A Rapid Systematic Review», *PloS One*, 11 (1), e0145074.

Koutsoumanis, K., P. S. Taoukis y G. J. E. Nychas (2005), «Development of a Safety Monitoring and Assurance System for chilled food products», *International Journal of Food Microbiology*, 100 (1-3), págs. 253-260.

Lee, A., C. N. Mhurchu, G. Sacks, B. Swinburn, W. Snowdon, S. Vandevijvere, INFORMAS, *et al.* (2013), «Monitoring the price and affordability of foods and diets globally», *Obesity Reviews: An Official Journal of the International Association for the Study of Obesity*, 14, Supl. 1, págs. 82-95.

Machín, L., J. Aschemann-Witzel, A. Patiño, X. Moratorio, E. Bandeira, M. R. Curutchet, G. Ares, *et al.* (2017), «Barriers and Facilitators to Implementing the Uruguayan Dietary Guidelines in Everyday Life: A Citizen Perspective», *Health Education & Behavior: The Official Publication of the Society for Public Health Education*.

Overcash, F., A. Ritter, T. Mann, E. Mykerezi, J. Redden, A. Rendahl, M. Reicks, *et al.* (2017), «Positive Impacts of a Vegetable Cooking Skills Program among Low-Income Parents and Children», *Journal of Nutrition Education and Behavior*.

Romani, S., S. Grappi, R. P. Bagozzi y A. M. Barone (2018), «Domestic food practices: A study of food management behaviors and the role of food preparation planning in reducing waste», *Appetite*, 121, págs. 215-227.

Seed, B. (2015), «Sustainability in the Qatar national dietary guidelines, among the first to incorporate sustainability principles», *Public Health Nutrition*, 18 (13), págs. 2303-2310.

CAPÍTULO 9

Beckerman, J. P., Q. Alike, E. Lovin, M. Tamez y J. Mattei (2017), «The Development and Public Health Implications of Food Preferences in Children», *Frontiers in Nutrition*, 4, pág. 66.

Bleich, S. N., C. D. Economos, M. L. Spiker, K. A. Vercammen, E. M. VanEpps, J. P. Block, C. A. Roberto, *et al.* (2017), «A Systematic Review of Calorie Labeling and Modified Calorie Labeling Interventions: Impact on Consumer and Restaurant Behavior», *Obesity* (Silver Spring, MD), 25 (12), págs. 2018-2044.

Brug, J. (2008), «Determinants of healthy eating: motivation, abilities and environmental opportunities», *Family Practice*, 25, Supl. 1, págs. 50-55.

Brug, J., S. P. Kremers, F. Van Lenthe, K. Ball y D. Crawford (2008), «Environmental determinants of healthy eating: in need of theory and evidence», *The Proceedings of the Nutrition Society*, 67 (3), págs. 307-316.

Cantu-Jungles, T. M., L. A. McCormack, J. E. Slaven, M. Slebodnik y H. A. Eicher-Miller (2017), «A Meta-Analysis to Determine the Impact of Restaurant Menu Labeling on Calories and Nutrients (Ordered or Consumed) in U.S. Adults», *Nutrients*, 9 (10).

Fitzgerald, S., F. Geaney, C. Kelly, S. McHugh e I. J. Perry (2016), «Barriers to and facilitators of implementing complex workplace dietary interventions: process evaluation results of a cluster controlled trial», *BMC Health Services Research*, 16, pág. 139.

Geaney, F., C. Kelly, J. Scotto Di Marrazzo, J. M. Harrington, A. P. Fitzgerald, B. A. Greiner e I. J. Perry (2016), «The effect of complex workplace dietary interventions on employees' dietary intakes, nutrition knowledge and health status: a cluster controlled trial», *Preventive Medicine*, 89, págs. 76-83.

Geaney, F., J. Scotto Di Marrazzo, C. Kelly, A. P. Fitzgerald, J. M. Harrington, A. Kirby, I. J. Perry, *et al.* (2013), «The food choice at work study: effectiveness of complex workplace dietary interventions on dietary behaviours and diet-related disease risk – study protocol for a clustered controlled trial», *Trials*, 14, pág. 370.

Larson, N., y M. Story (2009), «A review of environmental influences on food choices», *Annals of Behavioral Medicine: A Publication of the Society of Behavioral Medicine*, 38, Supl. 1, págs. 56-73.

Long, M. W., D. K. Tobias, A. L. Cradock, H. Batchelder y S. L. Gortmaker (2015), «Systematic review and meta-analysis of the impact of restaurant menu calorie labeling», *American Journal of Public Health*, 105 (5), e11-24.

Michela, J. L., e I. R. Contento (1986), «Cognitive, motivational, social, and environmental influences on children's food choices», *Health Psychology: Official Journal of the Division of Health Psychology, American Psychological Association*, 5 (3), págs. 209-230.

Stran, K. A., L. W. Turner y L. Knol (2013), «Mandating nutrient menu labeling in restaurants: potential public health benefits», *The Journal of the Arkansas Medical Society*, 109 (10), págs. 209-211.

VanEpps, E. M., C. A. Roberto, S. Park, C. D. Economos y S. N. Bleich (2016), «Restaurant Menu Labeling Policy: Review of Evidence and Controversies», *Current Obesity Reports*, 5 (1), págs. 72-80.

CAPÍTULO 10

Allès, B., S. Péneau, E. Kesse-Guyot, J. Baudry, S. Hercberg y C. Méjean (2017), «Food choice motives including sustainability during purchasing are associated with a healthy dietary pattern in French adults», *Nutrition Journal*, 16 (1), pág. 58.

Alsaffar, A. A. (2016), «Sustainable diets: The interaction between food industry, nutrition, health and the environment», *Food Science and Technology International = Ciencia y Tecnologia de los Alimentos Internacional*, 22 (2), págs. 102-111.

Banerjee, S. (2016), «Rights-Based Approaches to Ensure Sustainable Nutrition Security», *World Review of Nutrition and Dietetics*, 115, págs. 193-202.

Clonan, A., P. Wilson, J. A. Swift, D. G. Leibovici y M. Holdsworth (2015), «Red and processed meat consumption and purchasing behaviours and attitudes: impacts for human health, animal welfare and environmental sustainability», *Public Health Nutrition*, 18 (13), págs. 2446-2456.

Corrin, T., y A. Papadopoulos (2017), «Understanding the attitudes and perceptions of vegetarian and plant-based diets to shape future health promotion programs», *Appetite*, 109, págs. 40-47.

Crist, E., C. Mora y R. Engelman (2017), «The interaction of human population, food production, and biodiversity protection», *Science* (Nueva York), 356 (6335), págs. 260-264.

Finley, J. W., D. Dimick, E. Marshall, G. C. Nelson, J. R. Mein y D. I. Gustafson (2017), «Nutritional Sustainability: Aligning Priorities in Nutrition and Public Health with Agricultural Production», *Advances in Nutrition* (Bethesda, MD), 8 (5), págs. 780-788.

Food and Agriculture Organization of the United Nations (2006), *Livestock's long shadow. Environmental issues and options* (Roma).

Gerber, P. J., H. Steinfeld, B. Henderson, A. Mottet, C. Opio, J. Dijkman, A. Falcucci y G. Tempio (2013), *Tackling climate change through livestock – A global assessment of emissions and mitigation opportunities*, FAO (Roma).

Germani, A., V. Vitiello, A. M. Giusti, A. Pinto, L. M. Donini y V. del Balzo (2014), «Environmental and economic sustainability of the Mediterranean Diet», *International Journal of Food Sciences and Nutrition*, 65 (8), págs. 1008-1012.

Heard, B. R., y S. A. Miller (2016), «Critical Research Needed to Examine the Environmental Impacts of Expanded Refrigeration on the Food System», *Environmental Science & Technology*, 50 (22), págs. 12060-12071.

Ivers, L. C., y K. A. Cullen (2011), «Food insecurity: special considerations for women», *The American Journal of Clinical Nutrition*, 94 (6), págs. 1740S-1744S.

Kopnina, H. (2017), «Beyond multispecies ethnography: Engaging with violence and animal rights in anthropology», *Critique of Anthropology*, 37 (3), págs. 333-357.

Levy, B. S., y J. A. Patz (2015), «Climate Change, Human Rights, and Social Justice», *Annals of Global Health*, 81 (3), págs. 310-322.

Markland, S. M., D. Ingram, K. E. Kniel y M. Sharma (2017), «Water for Agriculture: the Convergence of Sustainability and Safety», *Microbiology Spectrum*, 5 (3).

Marlow, H. J., H. Harwatt, S. Soret y J. Sabaté (2015a), «Comparing the water, energy, pesticide and fertilizer usage for the production of foods consumed by different dietary types in California», *Public Health Nutrition*, 18 (13), págs. 2425-2432.

— (2015b), «Comparing the water, energy, pesticide and fertilizer usage for the production of foods consumed by different dietary types in California», *Public Health Nutrition*, 18 (13), págs. 2425-2432.

Marlow, H. J., W. K. Hayes, S. Soret, R. L. Carter, E. R. Schwab y J. Sabaté (2009), «Diet and the environment: does what you eat matter?», *The American Journal of Clinical Nutrition*, 89 (5), págs. 1699S-1703S.

Masset, G., L.-G. Soler, F. Vieux y N. Darmon (2014), «Identifying sustainable foods: the relationship between environmental impact, nutritional quality, and prices of foods representative of the French diet», *Journal of the Academy of Nutrition and Dietetics*, 114 (6), págs. 862-869.

Masset, G., F. Vieux y N. Darmon (2015), «Which functional unit to identify sustainable foods?», *Public Health Nutrition*, 18 (13), págs. 2488-2497.

Masset, G., F. Vieux, E. O. Verger, L.-G. Soler, D. Touazi y N. Darmon (2014), «Reducing energy intake and energy density for a sustainable diet: a study based on self-selected diets in French adults», *The American Journal of Clinical Nutrition*, 99 (6), págs. 1460-1469.

McAuliffe, G. A., T. Takahashi, R. J. Orr, P. Harris y M. R. F. Lee (2018), «Distributions of emissions intensity for individual beef cattle reared on pasture-based production systems», *Journal of Cleaner Production*, 171, págs. 1672-1680.

McMacken, M., y S. Shah (2017), «A plant-based diet for the prevention and treatment of type 2 diabetes», *Journal of Geriatric Cardiology,* 14 (5), págs. 342-354.

Joy, M. (2017), *Beyond Beliefs: A Guide to Improving Relationships and Communication for Vegans, Vegetarians, and Meat Eaters*, Roundtree Press.

— (2017), *Why We Love Dogs, Eat Pigs, and Wear Cows: An Introduction to Carnism: The Belief System That Enables Us to Eat Some Animals and Not Others*, Conari Press.

Monteiro, C. A., T. M. Pfeiler, M. D. Patterson y M. A. Milburn (2017), «The Carnism Inventory: Measuring the ideology of eating animals», *Appetite*, 113, págs. 51-62.

Rongguang, Z., G. Kent (2004), «Human rights and the governance of food quality and safety in China», *Asia Pacific Journal of Clinical Nutrition*, 13 (2), págs. 178-183.

Sabaté, J., K. Sranacharoenpong, H. Harwatt, M. Wien y S. Soret (2015), «The environmental cost of protein food choices», *Public Health Nutrition*, 18 (11), págs. 2067-2073.

Springmann, M., H. C. J. Godfray, M. Rayner y P. Scarborough (2016), «Analysis and valuation of the health and climate change cobenefits of dietary change», *Proceedings of the National Academy of Sciences of the United States of America*, 113 (15), págs. 4146-4151.

Temme, E. H. M., I. B. Toxopeus, G. F. H. Kramer, M. C. C. Brosens, J. M. M. Drijvers, M. Tyszler y M. C.Ocké (2015), «Greenhouse gas emission of diets in the Netherlands and associations with food, energy and macronutrient intakes», *Public Health Nutrition*, 18 (13), págs. 2433-2445.

Turner-McGrievy, G., T. Mandes y A. Crimarco (2017), «A plant-based diet for overweight and obesity prevention and treatment», *Journal of Geriatric Cardiology*, 14 (5), págs. 369-374.

Wang, S., F. Tao e Y. Shi (2018), «Optimization of Location-Routing Problem for Cold Chain Logistics Considering Carbon Footprint», *International Journal of Environmental Research and Public Health*, 15 (1).

Wilkins, J. L., T. J. Farrell y A. Rangarajan (2015), «Linking vegetable preferences, health and local food systems through community-supported agriculture», *Public Health Nutrition*, 18 (13), págs. 2392-2401.

Załęcka, A., S. Bügel, F. Paoletti, J. Kahl, A. Bonanno, A. Dostalova y G. Rahmann (2014), «The influence of organic production on food quality – research findings, gaps and future challenges», *Journal of the Science of Food and Agriculture*, 94 (13), págs. 2600-2604.

AGRADECIMIENTOS

...

A mi familia, por no poder pasar tanto tiempo con vosotros como quisiera durante toda esta vorágine profesional.

A Lucía, por todo lo que me has enseñado durante estos años, eres de quien más he aprendido durante toda esta aventura de compartir nuestra pasión; el universo *Mi dieta cojea* no sería ni la mitad de bueno sin ti.

A mis enseñanzas y familia *scout*, que están presentes en mis valores y en cada acto, en cada decisión diaria que tomo.

A los proyectos de radio y televisión que han confiado en mí (*Esto me Suena*, *El Comidista TV*, *Lo mejor que te puede pasar*, *TIPS*...) para ponerle voz a una nutrición diferente en los medios de comunicación.

A la familia del Centro de Nutrición Aleris, que cada día crece más y es un ejemplo de lo que debería ser la atención nutricional en nuestro país.

A todas las dietistas-nutricionistas que no se venden y no ponen precio a nuestra profesión, seguid remando, llevaremos nuestra labor al puerto que se merece. Acabaremos con esta #SanidadDesnutrida.

A todas las personas que han visto en *Mi dieta cojea* una forma de regalar salud a la gente de su entorno.

Y especialmente a las personas valientes, que no se callan ante las injusticias ni los ataques a la salud pública.

Quiero recordar que atacar y poner en el punto de mira las malas prácticas que hacen muchas empresas sin escrúpulos tiene consecuencias lógicas. Muchas personas que trabajan en mi entorno han pagado algún precio o peaje por divulgar defendiendo la salud pública y no intereses económicos.

Para esas noches oscuras y momentos de duda. Para que cuando dudemos si hacer toda esta denuncia vale la pena podamos respondernos: sí se puede.

DEJAREMOS EL MUNDO MEJOR DE COMO NOS LO ENCONTRAMOS.